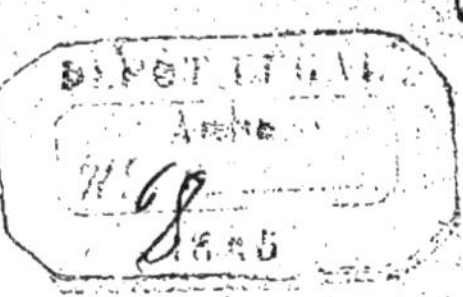

RÉSUMÉ

DE

QUELQUES ESSAIS ET EXPÉRIENCES

FAITS AU CLOS Ste-SOPHIE

Cne DE MONTGUEUX (AUBE)

PAR

DUPONT MARCEL

PROFESSEUR DÉPARTEMENTAL D'AGRICULTURE

(Articles extraits du BULLETIN DU COMICE AGRICOLE DE L'AUBE)

TROYES

IMPRIMERIE ET LITHOGRAPHIE DUFOUR-BOUQUOT

RUE NOTRE-DAME, 43 et 41

1885

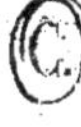

RÉSUMÉ

DE

QUELQUES ESSAIS ET EXPÉRIENCES

FAITS AU CLOS Ste-SOPHIE

Cne DE MONTGUEUX (AUBE)

ÉTUDES EXPÉRIMENTALES

Sur les meilleures espèces de Pommes de terre de la grande culture.

Tous les cultivateurs reconnaissent parfaitement aujourd'hui que les récoltes abondantes sont les seules rémunératrices. La rareté de la main-d'œuvre, son prix élevé qui en est la conséquence, la concurrence étrangère, ont amené à la lumière les plus endurcis.

Plusieurs moyens se présentent pour arriver au but tant désiré de tous : les récoltes maxima.

Les bons labours, la propreté du sol maintenu par les cultures sarclées, les récoltes fourragères, le fumier abondant et bien préparé, les engrais commerciaux, permettent d'atteindre le résultat cherché.

Il existe encore un autre moyen, peut-être trop négligé jusqu'à ce jour.

Les plantes cultivées présentent toutes un grand nombre de variétés, parmi lesquelles nous en trouvons qui sont douées d'une puissance productive portée au plus haut degré.

Ces dernières ont un pouvoir assimilateur tellement remarquable que, dans le même sol, avec les mêmes engrais, les mêmes labours, elles donnent un produit beaucoup plus considérable. On peut les comparer à ces animaux de races perfectionnées qui, soumis à la même alimentation que les animaux communs, savent tirer un meilleur parti de leur nourriture et ont toujours, dans tous les cas, un embonpoint, une supériorité marquée.

La recherche des meilleures variétés de blé, d'orge, d'avoine, de betteraves, de pommes de terre, etc., tant au point de vue productif qu'au point de vue alimentaire ou industriel, est donc bien digne de la sollicitude des personnes qui ont à cœur l'avenir de l'agriculture française.

Nous avons entrepris, cette année, des études expérimentales sur douze variétés de pommes de terre de grande culture. Nous nous sommes inspiré en cela des travaux remarquables faits sur le même sujet par l'habile et dévoué directeur de la station agronomique de l'Oise.

Nous répétons ici les belles expériences qu'il a entreprises.

Notre sol, notre climat, notre culture, en un mot les conditions de production ne sont pas les mêmes que celles de Beauvais, et les résultats obtenus là-bas peuvent très bien être différents ici.

Cette année, nos premières études ont pour but d'étudier :

1° Le pouvoir productif de chaque variété;

2° La densité;

3° La valeur alimentaire et industrielle, ou composition chimique;

4° La rusticité;

5° La résistance aux attaques de la maladie.

Le champ d'expérience a été ensemencé le 20 avril avec des tubercules moyens, le poids de la semence avait été pris exactement quelques instants avant la plantation, et le nombre de poquets inscrits.

On trouvera, dans un des tableaux ci-joints, le poids du plant par hectare pour chacune des douze variétés.

Le sol, parfaitement ameubli, n'avait pas reçu de fumure directe.

Disons de suite, cependant, que ce sol est argilo-sableux, frais. L'humidité, facilement retenue par un sous-sol de même nature, a favorisé, cette année, le développement des tubercules pendant la période de sécheresse qui a nui quelque peu aux pommes de terre hâtives plantées en sol calcaire.

La plantation fut faite par lignes distantes de 0m 70 et les poquets espacés de 0m 60.

Ces distances fournissent 23,572 poquets par hectare.

Trois binages furent donnés pendant la végétation.

Le buttage ne fut pas effectué.

La végétation active pendant tout l'été nous faisait espérer une récolte abondante pour toutes les variétés.

Quelques feuilles de la pomme de terre Ségonzac furent atteintes de la maladie vers la fin de juillet.

L'arrachage s'est fait successivement à la maturité complète de chaque variété aux époques indiquées par le tableau suivant :

N° 1. — Tableau indiquant l'époque de maturité des 12 variétés étudiées.

NOMS DES VARIÉTÉS	ÉPOQUE DE L'ARRACHAGE
Early rose	2 septembre.
Bressé'S prolifique	id.
Ségonzac ou Saint-Jean	id.
Van der Wer	14 septembre.
Séguin	id.
Merveille d'Amérique	2 octobre.
Farineuse rouge	11 octobre.
Champion	id.
Magnum bonum	id.
Kidney rouge	id.
Red Skinned flourbal	id.
Chardon	id.

Après l'arrachage, les tubercules, parfaitement ressuyés, furent soumis à une pesée rigoureuse, dont les résultats rapportés à l'hectare sont consignés dans un tableau ci-après.

Chaque variété a été ensuite placée dans les meilleures conditions de conservation.

Voici les résultats que nous avons obtenus :

N° 2. — **Tableau synoptique indiquant le rendement de 12 variétés de Pommes de terre expérimentées en 1880.**

NOMS DES VARIÉTÉS	Poids des plus gros tubercules	Rendement à l'hectare	Classement d'après ce rendement	Poids de la semence à l'hectare	Rapport du produit avec la semence	Classement d'après ce rapport
Early rose..........	0k560	40.308k	3	1.744k	23.10	3
Ségonzac ou St-Jean..	0 425	34.037	6	1.872	18.18	8
Bresse'S prolifique...	0 420	27.484	12	1.257	21.86	4
Van der Wer........	0 460	58.034	1	1.944	29.85	1
Séguin...............	0 440	48.214	2	1.744	27.65	2
Merveille d'Amérique.	0 415	27.893	11	1.326	21.03	6
Farineuse rouge......	0 721	32.500	7	2.592	12.54	11
Champion...........	0 272	29.465	8	1.922	15.32	9
Magnum bonum.......	0 338	28.635	9	1.323	21.66	5
Kidney rouge........	0 486	38.304	4	1.826	20.97	7
Chardon.............	0 400	35.358	5	2.380	14.89	10
Red Skinned flourbal.	0 500	27.956	10	2.663	10.06	12

A l'inspection de ce tableau, on remarque de suite qu'il existe entre la puissance productive des différentes espèces de pommes de terre reconnues les meilleures des variations très grandes.

Nous voyons d'un côté le rapport entre le produit et la semence atteindre, pour la Van der Wer, le chiffre de 29,85, tandis que pour la Red Skinned flourbal, il tombe à 10,06.

Dans ce tableau se trouvent donc consignés les résultats de la première partie de nos études : le pouvoir productif de chaque variété.

ÉTUDES COMPARATIVES SUR 4 VARIÉTÉS D'AVOINE

Bien des fois nous avons eu déjà l'occasion de dire : que le cultivateur devait chercher à s'éclairer par des cultures comparatives, faites d'abord sur une petite échelle, sur les meilleures variétés de plantes. C'est là un moyen simple d'augmenter ses récoltes sans grands frais.

C'est pour l'aider dans cette voie que nous avons cru utile de rechercher, cette année, la meilleure de quatre variétés d'avoine recommandées pour leur produit et leur rusticité.

Mais il est bon de dire, de suite, que nos conclusions ne sont applicables qu'aux environs de Troyes, car les résultats seraient probablement fort différents dans les terres des cantons de Lusigny, Vendeuvre et autres.

C'est pour mettre à même ses membres de faire ces études, que le Comice départemental distribue depuis deux ans déjà des semences des plantes agricoles reconnues les meilleures.

Les unes ont donné d'excellents résultats dans telle contrée, médiocres ou mauvais dans telle autre.

Nous ne saurions trop engager les cultivateurs à continuer leurs recherches plusieurs années de suite sur la même plante, car les résultats obtenus sont dépendants non-seulement de la composition physique et chimique du sol, mais aussi de l'état de l'atmosphère.

Nos études ont porté cette-année sur les quatre variétés suivantes : 1° Avoine jaune de Flandre, dite de Salines; 2° Avoine noire de Hongrie; 3° Avoine noire pays; 4° Avoine *prolifique*.

L'*avoine jaune de Flandre* est une variété encore assez nouvelle et peu répandue, qui donne dans les départements du Nord de la France les plus forts rendements. Le grain est jaune clair, long, beau et lourd. La paille a atteint cette année une hauteur de 0m80; elle est forte et résiste assez bien à la verse. L'épi est en panicule assez étalée. Le poids de l'hectolitre de grain a été de 41 kilos.

L'*avoine noire de Hongrie*, cultivée depuis longues années par notre honorable président du Comice, M. Gustave Huot, se distingue au premier abord de la plupart des variétés par une panicule unilatérale. Le grain de cette variété très productive n'est pas très nourri ; il est maigre, l'écorce est grossière, et la barbe assez résistante. Le poids de l'hectolitre a été de 38 kilos 800. La paille est abondante, forte, résiste à la verse. Elle a atteint cette année une hauteur de 0m90.

L'*avoine pays*, cultivée comparativement, est certainement ce que l'on peut trouver de mieux dans nos contrées. Sa paille est fine, abondante, mais sujette à la verse. Elle atteint cette année une hauteur de 0m90. Le grain est presque noir, court, bien nourri, luisant. Le poids de l'hectolitre a été de 50 kilos.

L'*avoine prolifique*, que je dois à l'obligeance de M. Poupard, de Lusigny, n'est, d'après M. Vilmorin, dont la compétence en ces matières est reconnue de tous, qu'un bon choix de l'avoine de Hongrie ci-dessus indiquée.

Elle présente, en effet, les mêmes caractères, les mêmes qualités, les mêmes défauts. La paille est peut-être un peu plus grossière ; elle a atteint une hauteur de 0m85. Le poids de l'hectolitre de grain a été de 40 kilos.

Ces quelques explications nécessaires données, arrivons maintenant à l'expérience elle-même.

La terre où l'on effectua le semis est argilo-calcaire, d'excellente nature physique, fumée, nettoyée depuis plusieurs années déjà, en un mot dans un très bon état de culture. La préparation a consisté en un labour d'automne et un scarifiage au printemps, avant la semaille.

Le semis fait un peu tard, au 30 mars, s'est effectué sous raies. Soixante mètres carrés furent ensemencés avec un litre de chaque variété. La levée s'est faite rapidement et dans d'excellentes conditions. Aucun soin ne fut donné aux plantes pendant leur végétation.

La maturité complète est arrivée au 8 août. La récolte s'est effectuée à la faucille. La coupe a été faite aussi près que possible du sol, afin de laisser sur la terre une quantité de paille insignifiante.

Les javelles sont restées sur le sol quelques jours pour se sécher, mais n'ont pas été mouillées.

A leur rentrée, elles furent immédiatement pesées et soumises ensuite au battage, afin d'éviter les pertes qui se font toujours pendant le séjour des gerbes dans les granges.

Voici quels sont les résultats obtenus.

Tableau indiquant le rendement de chaque variété.

NOMS DES VARIÉTÉS	Surface ensemencée avec 1 litre	Poids du litre de semence	Poids total de la récolte	Poids du grain	Poids de la paille et de la menue-paille	Poids du litre de grain	Rendement en litres
Avoine des Salines.	60mc	0.430	21k200	7k800	13k400	0k410	19lit
— de Hongrie.	60	0,385	27 »	9 700	17 300	0 388	25
— du pays....	60	0.515	38 800	14 »	24 800	0 500	28
— prolifique..	60	0,355	21 100	7 600	15 500	0 400	19

Tableau indiquant les rendements par hectare

NOMS DES VARIÉTÉS	Semence en litres	Semence en poids	Rendement du grain en litres	Rendement du grain en poids	Rendement brut à l'hectare	Rendement en paille
Avoine des Salines	166	71k380	3.166	1.300k	3.533k	2.233
— de Hongrie.	166	63 910	4.166	1.616	4.479	2.863
— du pays ...	166	85 490	4.666	2.666	6.799	4.133
— prolifique..	166	58 930	3.166	1.266	3.516	2.250

Classification d'après les différents rendements.

NOMS DES VARIÉTÉS	Classement d'après le rendement en hectolitres de grains	Classement d'après le rendement en poids du grain	Classement d'après le rendement en paille
Avoine des Salines...	3	3	4
— de Hongrie...	2	2	2
— du pays......	1	1	1
— prolifique....	3	4	3

Tels sont les résultats obtenus. Si nous comparons les chiffres ci-dessus, nous voyons que l'avoine de pays s'est montrée supérieure. Elle a en effet donné 5 hectolitres de plus que l'avoine de Hongrie et 15 de plus que l'avoine des Salines et l'avoine prolifique.

Mais nous rappelons que cette avoine de pays était de premier choix.

Reste à savoir si les rendements ci-dessus se soutiendront l'année prochaine. L'avenir seul peut nous renseigner.

Il y aurait encore à rechercher, pour rendre cette étude complète, la valeur alimentaire de chaque espèce; c'est ce que nous nous proposons de faire dans le cours de l'hiver.

ESSAIS DE LA PRAIRIE GŒTZ

Depuis de nombreuses années déjà, on parle avec avantage de la prairie Gœtz. Beaucoup de journaux agricoles en ont entretenu leurs lecteurs, et ont cité des résultats vraiment surprenants.

Voulant me rendre compte par moi-même de la réalité des faits avancés, j'ai cru nécessaire, en 1880, de me rendre d'abord dans le département de la Marne pour étudier sur place ce qui avait été entrepris sur la question.

Je me rendis donc à Oger, où je fus reçu à bras ouverts par MM. Vincent, vice-président du comice d'Epernay; Moreau, propriétaire, et Kirgener de Planta, professeur départemental d'agriculture de la Marne. Accompagné de ces Messieurs, j'ai pu voir sur des terres calcaires et sur des terres de Brie de très mauvaise nature des prairies sèches à rendements énormes et vraiments surprenants.

Je rapportai de la visite, dont je viens d'invoquer le souvenir, la conviction sincère que la prairie Gœtz était appelée à mettre l'agriculture des pays pauvres dans une aisance, relativement au fourrage, inconnue jusqu'à ce jour.

Pas de fourrages, pas de bétail ; pas de bétail, pas de fumier ; pas de fumier, pas de grains. Ces paroles de Jacques Bujault sont tellement vraies, que chaque jour il nous est donné à tous d'en vérifier la triste exactitude.

Malgré toute la confiance que m'avait inspirée ma visite, il ne me semblait pas possible d'aborder une question aussi neuve, aussi contraire à tout ce qui a été fait ici jusqu'à ce jour, sans m'adonner moi-même à de consciencieuses recherches. D'ailleurs, s'il est vrai que pour bien commander, il faut savoir obéir, il n'est pas moins vrai que pour bien enseigner l'agriculture, il faut avoir pratiqué.

M. Gœtz avait dit : la prairie sèche que je recommande peut réussir partout où mûrit le froment ; l'expérience le lui avait indiqué. C'est ce que j'ai voulu constater.

En août 1880, je me suis mis à l'œuvre. Je choisis dans le clos Sainte-Sophie (commune de Montgueux), appartenant à mon père, M. Dupont-Poulet, la terre la plus mauvaise qu'il me fut possible de trouver, et je lui fis subir la préparation ci-dessous indiquée.

Cette terre est excessivement calcaire. L'analyse physico-chimique que j'en ai faite indique la présence de 82,63 pour cent de carbonate de chaux, 11,87 de silice, 5,50 d'argile et de sable impalpable, et 0,95 de matières non dosées, dans lesquelles l'humus est compris.

Cette analyse se rapporte au sol arable seul, dont l'épaisseur n'est d'ailleurs que de 0m 08. Le sous-sol est encore plus calcaire ; il est en effet composé de bancs de craie fendillée. Le terrain est incliné du Nord-Ouest au Sud-Est. Sa pente est d'au moins 0m 10 par mètre. Aucun arbre ne l'abrite, il est exposé aux ardeurs du soleil.

Le prix d'un pareil sol n'excède pas 350 francs l'hectare. Tel est le terrain que j'ai choisi. On le voit, d'après cette description, je me suis mis dans des conditions assez défavorables.

La préparation du sol a consisté en un profond labour et un défoncement fait avec une sous-soleuse.

Les pierres de craie, ramenées à la surface par la charrue, sont gelées l'hiver, augmentant ainsi la couche meuble. La sous-soleuse employée était celle de M. Peltier jeune. Elle était tirée par deux forts chevaux. La profondeur à laquelle elle pénétrait était de 0m25. La charrue ayant retourné d'abord 0m10 de terre, la profondeur de la couche ameublie était ainsi de 0m35.

Au 15 septembre on procéda au semis.

Cette terre n'a reçu aucune fumure au fumier de ferme. Je me trouvais en effet à ce moment dans la situation journalière de la culture en terrain pauvre, c'est-à-dire sans fumier. Mais comme l'expérience m'a depuis longtemps démontré l'efficacité des engrais chimiques, je n'ai pas hésité à semer, sachant qu'il m'était facile de créer de toute pièce la fertilité du sol. Une fois de plus le résultat est venu confirmer mon opinion.

Comme lorsqu'on essaie quelque chose en culture il faut toujours être prudent, l'expérience en question ne fut faite que sur dix ares.

Sur les indications que m'avait fourni M. Moreau, dont j'ai déjà cité le nom, j'ai semé les plantes suivantes :

Fromental, 3 kil.; dactyle pelotonné, 2 kil.; brôme inerme, 1 kilo; houque laineuse, 0k800; fétuque élevée, 0k600; avoine jaunâtre, 0k400; fléole des prés, 0k500; ray-grass, 0k500. Soit, au total, 8 kilogrammes 800 grammes de graines, et par hectare 88 kilos.

La dépense d'achat pour ces graines a été de 19 fr. 50

Le semis a été fait en deux opérations successives On a d'abord répandu les grosses graines intimement mélangées. Ce premier semis fut suivi d'un coup de herse léger, ayant pour but d'enterrer les graines à 3 centimètres au plus. Les petites graines furent répandues ensuite et enterrées par un coup de rouleau squelette, système Peltier.

Un mois après, la levée était complète.

On répandit alors 30 kilos de nitrate de soude qui, à cette époque, valait 45 fr. les 100 kilos. Au mois de février, 20 autres kilos furent répandus à nouveau. Soit, en tout, 50 kilos. La dépense a été de 21 fr. 50.

Aux 20 kilos de nitrate de soude répandus en février, j'avais ajouté 15 kilos de chlorure de potassium et 30 de superphosphate ornitos. Soit, pour 3 fr. 50 de chlorure et 4 fr. 20 de superphosphate.

La dépense totale en engrais a donc été de 29 francs.

Par suite d'un nettoyage insuffisant du sol, la culture et les engrais solubles ont provoqué un développement vigoureux de la navette et de la moutarde noire. Deux fois la faux a dû abattre ces mauvaises plantes, qui ont fait un tort assez grand à l'herbe.

Malgré toutes ces mauvaises conditions qu'il faut soigneusement éviter, la première coupe fut faite le 20 mai. Elle a fourni 515 kilos de foin sec, soit 5,150 kilogrammes à l'hectare. La seconde coupe fut faite le 20 août; et, malgré la sécheresse de juin et de juillet, elle a encore donné 137 kilos d'excellent regain sec; soit, 1,370 kilogrammes à l'hectare.

Le rendement total des deux coupes a donc été de 6,520 kilogrammes de foin sec à l'hectare, qui, au prix très bas de 40 fr. les 500 kilos, représentent un produit brut de 521 fr. environ.

Voici maintenant le compte, par hectare, des dépenses faites pour la création du pré :

1° Labour, deux journées à un homme et deux chevaux	25f »
2° Passage de la sous-soleuse, deux journées de deux hommes et deux chevaux	30 »
3° Un trait de herse avant la semaille	1 »
4° Semence	195 »

5°	Semaille	2 »
6°	Un trait de herse	1 »
7°	Passage d'un rouleau squelette	2 »
8°	Engrais	290 »
9°	Location du sol et impôts	15 »
10°	Frais généraux	5 »
	Total	566f »

Le produit brut ayant été de 521 fr., il reste comme avance non couverte la somme de 45 fr.

Cette expérience, faite dans d'assez mauvaises conditions, et en comptant le foin à un prix assez bas, prouve, en résumé, que la prairie Gœtz peut réussir dans notre pays, et donner des résultats on ne peut plus satisfaisants.

Un nouveau pré a été créé, cette année, sur la côte de Montgueux, non loin de la Grange-Lévêque; la levée, très régulière, me fait espérer un excellent résultat.

ÉTUDES

Sur l'influence des phosphates solubles et sur les effets comparés des phosphates solubles et assimilables.

Dans le courant de l'année 1881, je me suis adonné à des études sur les phosphates. Je viens ici rendre compte des résultats obtenus.

On sait qu'il existe dans le commerce deux sortes d'engrais phosphatés. Les uns, dits *solubles*, les autres dits *assimilables*.

Par phosphates solubles, on entend ceux dont la plus

grande partie de l'acide phosphorique est soluble dans l'eau pure. Par phosphates assimilables, ceux dont l'acide est soluble dans le citrate d'ammoniaque alcalin et à froid. Ces derniers contiennent aussi une certaine quantité d'acide phosphorique soluble dans l'eau et que dissout le réactif.

Ces définitions nécessaires à la clarté du sujet étant données, j'arrive aux expériences elles-mêmes.

Dans une première série d'études, il s'agissait de déterminer l'influence du phospho-guano naturel comparé au fumier de ferme.

Le champ où eurent lieu les essais fut divisé en six carrés, d'un are chacun, et ils reçurent :

Le premier, du phospho-guano à la dose de 5 kilos ;

Le deuxième, rien ;

Le troisième, du phospho-guano, à la dose de 2 kilos, comme complément d'une fumure au fumier de ferme ;

Le quatrième, la même fumure au fumier que le carré précédent, mais pas d'engrais complémentaire ;

Le cinquième, du phospho-guano, à la dose de 3 kilos, avec demi-fumure au fumier ;

Le sixième, une fumure complète au fumier.

La fumure complète au fumier pour trois ans est d'environ de 20,000 kilos.

Le champ d'expérience était situé sur la côte de Montgueux, près Troyes. La déclivité du terrain est assez prononcée. L'exposition est le sud. La nature du sol, calcaro-argileuse, reposant sur un sous-sol très calcaire. L'exposition et la nature de la terre rendent ce sol très sec. La culture précédente comprenait des pommes de terre hâtives fumées au fumier et aux engrais chimiques.

L'expérience a été faite sur de l'escourgeon semé au 20 septembre 1880.

Les souris, très abondantes dans la contrée, n'ont fait cependant qu'un dégât insignifiant.

Voici quels ont été les résultats :

Carrés	Poids total de la récolte	Poids du grain	Poids de la paille et de la menue paille	Poids de l'hectolitre de grain	Rendement du grain en poids par hectare	Rendement de la paille en poids par hectare
N° 1	46k500	18k »	28k500	60k »	1.800k	2.850k
— 2	40 500	17 »	23 500	59 »	1.700	2.350
— 3	44 »	18 200	25 800	60 »	1.820	2.580
— 4	42 »	18 »	24 »	57 700	1.800	2.400
— 5	45 »	19 400	25 600	60 »	1.940	2.560
— 6	43 »	17 »	26 »	58 »	1.700	2.600

Le battage et les différentes pesées eurent lieu immédiatement après la récolte.

D'après ces résultats, le carré qui a fourni le meilleur produit est celui qui a reçu le phospho-guano à la dose de 5 kilos, avec une demi-fumure au fumier de ferme.

Le n° 1, ayant reçu 5 kilos de phospho-guano, a produit autant que le n° 4, ayant reçu une fumure complète au fumier de ferme.

Je ne chercherai pas à tirer des conclusions pratiques de tous ces résultats, j'en laisse le soin à mes lecteurs. Je crois qu'il est nécessaire de répéter ces essais avant que de pouvoir tirer des conclusions sérieuses, tant au point de vue du produit brut, qu'à celui du produit net.

Dans une seconde expérience, j'ai cherché à déterminer la valeur agricole de l'acide phosphorique soluble et de l'acide phosphorique assimilable.

Le premier acide m'a été fourni par le phospho-guano Gallet-Lefebvre, de Paris. Le second, par l'engrais E n° 2, ou phospho-guano Joulie.

L'expérience a encore porté sur deux ares d'escourgeon. Les engrais, à la dose de 5 kilos, furent appliqués en couverture au premier printemps.

Voici les résultats obtenus :

Nom de l'engrais	Poids total de la récolte	Poids du grain	Poids de la paille	Poids de l'hectol. de grain	Rendement en poids du grain par hectare	Rendement en poids de la paille par hectare
Phospho-Guano	44 500	20 »	24 500	61 »	2.000	2.450
Engrais E N° 2	38 »	17 »	21 »	60 »	1.700	2.100

D'après ce tableau, on voit que le phospho-guano à acide phosphorique soluble a donné 300 kilos de grain de plus à l'hectare, et 350 kilos de paille. D'un autre côté, le poids de l'hectolitre de grain se trouve augmenté.

Je dois faire remarquer en outre que l'escourgeon provenant du carré fumé à l'engrais E n° 2 a été plus difficile à battre et qu'il a donné plus de ôtons.

Je laisse encore à mes lecteurs le soin de tirer des conclusions économiques de ces résultats, et je les engage vivement à répéter ces différents essais, comme je me propose de le faire de nouveau cette année.

ETUDES EXPÉRIMENTALES

Sur les meilleures variétés de pommes de terre pour la grande culture

Pendant l'été de 1881, nous avons répété les expériences que nous avions entreprises en 1880 sur douze variétés de pommes de terre recommandées pour la grande culture, tant à cause de leur rendement que de leur qualité et de leur résistance à la maladie.

La culture a été faite en plein champ, d'après les méthodes habituellement suivies.

Le sol était argilo-calcaire, perméable, mais appauvri en éléments assimilables par les cultures précédentes.

Le champ avait été fumé avant la plantation. Il avait reçu 30,000 kilog. de bon fumier de ferme. La plantation terminée, on répandit alors 500 kilos d'engrais chimiques, contenant par cent kilos : 4 kilos d'azote nitrique, 5 kilos d'acide phosphorique assimilable, 14 kilos de potasse.

La plantation a eu lieu le 15 avril. Les tubercules ont été déposés dans les sillons tous les 0m 80. Cette mesure fournit 13,918 poquets par hectare.

J'ai reconnu, pendant la végétation, que la distance ci-dessus était trop considérable. La pauvreté du sol aurait exigé une plantation plus serrée.

Aussitôt après la levée, un vigoureux hersage fut donné. Un mois après, on hersa de nouveau, puis on opéra le buttage à la charrue.

Voici quelles ont été les quantités de semences employées pour chaque variété :

NOMS DES VARIÉTÉS	POIDS DE LA SEMENCE
Early rose	10k »
Bresee'S prolific	5 500
Ségonzac ou Saint-Jean	7 800
Van der Wer	15 500
Siguin	9 500
Merveille d'Amérique	11 »
Farineuse rouge	4 800
Champion	13 600
Magnum bonum	12 700
Kidney rouge	7 300
Red Skinned flourball	6 700
Chardon	7 300

La récolte effectuée à la maturité complète a eu lieu à la fin de septembre.

Voici quels ont été les résultats obtenus. Les chiffres ci-après indiquent les rendements rapportés à l'hectare.

NOMS DES VARIÉTÉS	Rendement en 1881	Rendement en 1880	Classement d'après le rendement en 1881	Classement d'après le rendement en 1880
Early rose	19.883k	40.308k	5	3
Ségonzac	18.484	34.037	7	6
Bresee'S prolific	8.040	27.384	10	12
Van der Wer	27.871	58.034	2	1
Siguin	27.126	48.214	3	2
Merveille d'Amérique	21.560	27.893	4	11
Farineuse rouge	16.956	32.500	8	7
Champion	11.326	29.465	9	8
Magnum bonum	19.464	28.635	6	9
Kidney rouge[1]	»	38.304	»	4
Chardon	30.405	35.356	1	5
Red Skinned[2]	»	27.956	»	10

Tels sont les résultats obtenus. Il résulte des chiffres cidessus que le rendement a été moins considérable pour toutes les variétés en 1881 qu'en 1880. Il ressort aussi de ce tableau la nécessité d'expérimenter plusieurs années de suite une même plante avant que d'en répandre la culture. Nous ne saurions trop engager les agriculteurs, et en particulier les membres du Comice, à faire souvent des expériences de ce genre. Ils ont tout intérêt à rechercher parmi les variétés qu'on leur propose celles qui sont les meilleures, tant au point de vue du rendement que de la qualité.

---

1 N'a pas été pesée.

2 Idem.

CULTURE EXPÉRIMENTALE DE TROIS VARIÉTÉS DE BLÉ

Depuis notre arrivée dans le département de l'Aube, nous avons entrepris, chaque année, une série d'expériences, sur un certain nombre de plantes cultivées. C'est que nous savons que la culture expérimentale est la seule, qui, bien faite et répétée plusieurs campagnes de suite, puisse permettre de conseiller aux cultivateurs telle plante plus tôt que telle autre.

A l'automne dernier, nous avons cru devoir étudier deux variétés de blé renommées par leur rendement. Nous avons pris comme terme de comparaison le blé de pays.

La culture du blé présente en France une telle étendue que la plus petite amélioration se traduit immédiatement par des augmentations de rendements considérables.

En voici un exemple que je prends dans le plan général d'un cours d'agriculture dans les écoles normales d'instituteurs, dressé par les soins du Ministre de l'Agriculture.

« Le choix ou l'amélioration de nos variétés de froment, de façon à obtenir 60 litres de grains de plus par hectare, ce qui est bien peu, se traduirait par un gain de 70 à 80 millions de francs par an pour la France. »

Cet exemple fait voir de suite l'importance qu'a pour le pays et le cultivateur le choix et l'amélioratiou des cultures de froment.

Aujourd'hui, nous nous occuperons spécialement du choix d'une variété, nous proposant, dans un autre article, de traiter de la culture et des engrais.

Nous ne saurions mieux faire, avant de relater les résultats de nos premières expériences sur le choix des variétés de blé, que d'indiquer ce que pense un homme très compétent en la matière, M. Henri Vilmorin.

Nos lecteurs nous sauront gré de leur mettre sous yeux

un chapitre du magnifique ouvrage « Les meilleurs blés, » publié à l'automne dernier par cet habile expérimentateur. Ce chapitre est intitulé : *Des considérations qui doivent guider le cultivateur dans le choix d'un blé.*

« Dans les industries » dit M. Vilmorin « qui sont fondées, comme l'agriculture, l'élève du bétail ou l'horticulture sur la multiplication et l'exploitation des êtres organisés, il n'est pas indifférent de choisir telle ou telle race d'animaux ou de plantes pour l'objet de ses soins et de sa spéculation. Si l'on considère plusieurs fermes différentes les unes des autres par la nature de leur sol et par le climat, il sera évident pour chacun que les mêmes races végétales ou animales ne prospèreront pas également bien dans toutes. Les mêmes produits, viande, lait, huile, sucre, farineux, seront obtenus partout, mais plus ou moins abondamment et plus ou moins économiquement, selon que les plantes et les animaux choisis auront été plus ou moins appropriés aux conditions dans lesquelles on les aura placés. Cette adaptation des races domestiques aux circonstances du sol et du climat devrait se trouver à la base même de toute entreprise agricole, et le plus souvent, au contraire, on ne s'avise d'y songer que très-tardivement ; c'est une des dernières améliorations qu'on introduit dans une culture, moins pourtant à l'égard des animaux qu'à l'égard des plantes.

« D'ordinaire, en effet, on sait bien distinguer, dans les [illegible] à cornes, les races laitières et celles qui conviennent [illegible]out au travail ou à l'engraissement précoce ; on sait encore que, parmi les races douées d'une même aptitude, les unes réussissent dans les plaines, et d'autres dans les pays montagneux ; les unes à l'est, et les autres à l'ouest, et l'agriculteur éclairé tient grand compte de ces données dans la composition de son troupeau. Mais tous n'en sont pas là, et quand il s'agit, non plus des animaux, mais des plantes, bien peu de cultivateurs se préoccupent de les choisir appropriées au sol sur lequel elles doivent vivre ; et, parmi ceux qui s'en préoccupent, combien s'en trouvent-t-il qui aient une connaissance assez précise des différentes races végétales pour les choisir avec une vraie compétence? Pour nous en tenir aux blés, qui font l'objet de ce travail et qui fournissent, du reste, l'exemple le plus frappant, que voyons-nous dans la plupart des fermes? On y cultive en général une seule variété de blé; non pas que l'expérience l'ait fait juger la meilleure de toutes pour la localité, mais parce qu'elle se fait généralement dans le pays, parce qu'on se défie de tout changement, souvent aussi parce qu'on n'en connaît pas d'autres. Si l'on introduit un nouveau blé à la place ou à côté de l'ancien, c'est qu'on l'aura vu en grains sur un marché, ou en épis dans une exposition, ou qu'on en aura lu un pompeux éloge dans une annonce ou dans un journal, — on s'est enthousiasmé, on s'est procuré l'espèce nouvelle, — le plus souvent le résultat a été une déception, et voilà le vieux blé du pays plus en faveur que jamais et toutes les races étrangères plus suspectes qu'auparavant.

» Non pas que nous blâmions l'agriculteur d'avoir cherché, d'être allé aux expositions, d'avoir lu les annonces et les journaux. Bien loin de là, ce sont d'excellents moyens d'instruction et de propagande, et les meilleurs leviers pour ouvrir un chemin au progrès; seulement il s'en faut servir avec discernement, ne pas se laisser séduire par la beauté du grain et la longueur de l'épi d'un blé inconnu, ne pas l'adopter sur le champ sans prendre la précaution de s'informer s'il est rustique, si la paille a la force de le porter sans verser. Non-seulement cela, mais il faut encore s'enquérir des terres et des conditions de culture dans laquelle ont été obtenus ce beau grain ou ces magnifiques épis que l'on admire. Si de cet examen il résulte qu'on peut donner à la race nouvelle la terre, la nourriture et le climat qui lui conviennent, on aura raison de l'adopter, et alors seulement son introduction constituera un progrès sérieux et durable.

» En dehors, en effet, des exigences d'un blé sous le rapport de la nature du sol, il faut avoir soin de proportionner la race ou les races que l'on cultive au degré de richesse de sa terre. Comme dans les animaux, il y a dans les plantes des races plus ou moins perfectionnées qui répondent aux divers degrés d'avancement de la culture.

» Les unes, rustiques, sobres peu exigeantes, s'accommodent des plus mauvaises terres et permettent d'en tirer tout ce qu'elles peuvent donner; ce sont des instruments précieux à l'aide desquels on arrive à faire peu, mais encore quelque chose avec presque rien. D'autres, au contraire, très avides d'engrais, très exigeantes, incapables de supporter la misère et les privations, sont en revanche les seules qui puissent tirer des très bonnes terres les rendements exceptionnels auxquels on doit viser dans la culture à grandes dépenses. Entre ces deux extrêmes, on trouve une foule d'échelons intermédiaires. Qu'on essaye de mettre les bons blés dans les terres maigres, les blés pauvres dans les terres fertiles, et le résultat sera mauvais des deux côtés : dans un cas, on ne récoltera rien; dans l'autre, on ne payera pas les frais de culture.

» Bien choisir les plantes, comme les animaux, suivant la nature de la terre; demande du tact et des connaissances solides: c'est un des talents du vrai cultivateur. »

Tels sont les précieux conseils donnés par M. H. Vilmorin. On voit combien il faut prendre de précautions pour introduire dans sa culture une nouvelle variété. Le meilleur guide en la matière est bien certainement l'expérience répétée plusieurs années consécutives, sur un espace relativement restreint. C'est cette marche que nous conseillons, c'est elle que nous suivrons.

En automne 1881, nous fîmes semer, sur une égale surface et dans le même champ, les trois variétés suivantes :

1° Blé de pays (terme de comparaison); 2° Blé inversable ou de Bordeaux; 3° Blé de Noé, variété perfectionnée, obtenue par M. Gustave Huot, à sa ferme de La Planche.

Nous devions le blé inversable à l'obligeance de M. de Mauroy; celui de Noé à la bonté de M. Huot, et celui de pays à M. Bernaudat, cultivateur à Montgueux. Que ces trois

Messieurs reçoivent ici nos remerciements pour nous avoir mis à même d'entreprendre une expérience d'où sortiront des enseignements, nous l'espérons.

Notre blé de pays appartient à la catégorie des blés tendres, variété barbue, épi blanc, grain jaune. L'origine de ce blé nous est inconnue. L'ouvrage de M. Vilmorin n'en fait pas mention. Voici quels sont ses caractères :

Blé de pays.

D'hiver.

Paille blanche, haute, faible.

Epi assez court, carré, très légèrement pyramidal, garni de barbes jaunâtres, assez longues et fortes, serrées contre l'épi à la maturité.

Grain jaune, d'un aspect corné, allongé, mince, généralement mal nourri.

Cette espèce est sujette à la verse.

Le blé inversable ou de Bordeaux appartient à la même catégorie des blés fins, variété sans barbes, épi rouge, lisse, grain rouge. Voici ce qu'en dit M. Vilmorin :

Blé rouge inversable ou blé de Bordeaux.

D'hiver et de printemps.

Paille moyenne, forte et simple, demi-pleine.

Epi rouge brun, souvent courbé, ressemblant à celui du blé rouge d'Écosse, mais présentant souvent sur l'axe et sur les glumes une teinte glauque que n'a jamais celui-ci.

Grain rouge, gros, assez court, lourd et bien plein.

Cette variété de blé a commencé à se répandre il y a une quinzaine d'années dans les environs de Lectoure (Gers); de là, elle a été transportée aux environs de Bordeaux où elle est toujours en grande faveur. Pendant l'hiver de 1870-1871, des fermiers de Seine-et-Oise et de Seine-et-Marne, qui s'étaient réfugiés à Bordeaux à cause de la guerre, en ont rapporté quelques sacs comme semence pour emblaver leurs terres, et c'est ainsi que cette espèce a été introduite en

Brie et en Beauce sous le nom de Blé de Bordeaux. Depuis lors, elle s'est répandue de plus en plus et elle mérite bien, en effet, la faveur dont elle est l'objet. C'est une race assez rustique, très productive, peu exigeante sur la nature du sol, et résistant très bien à la verse. Au printemps, et jusque vers la floraison, ce blé ressemble beaucoup, par ses caractères de végétation, au blé de l'île de Noé; il est, comme lui, d'une teinte glauque très prononcée. Seulement il s'élève un peu plus haut et, quand approche la maturité, les épis au lieu de blanchir, prennent une teinte rouge de plus en plus foncée.

Le blé de Bordeaux réussit bien dans les terres argileuses et dans les terres franches; un sous-sol calcaire lui est très propice. On peut le semer à peu près comme le blé de l'île de Noé, depuis le mois d'octobre jusque dans le mois de mars. Il réussit bien, fait de printemps, mais la maturité en est alors un peu tardive.

Blé de Noé, variété de La Planche.

Le blé de l'île de Noé a pour caractères :

D'hiver et de printemps,

Paille blanche, courte et raide, grosse, bien creuse.

Epi plat, élargi, assez lâche, dressé ; glumelles longues et aiguës, pourvues d'arrêtes assez développées ; tout l'ensemble garde même à la maturité une certaine teinte glauque. Grain jaune, gros, court, renflé, bien plein, remarquablement obtus aux deux extrémités. (M. Vilmorin.)

Les caractères de la variété dite de La Planche sont :

D'hiver et de printemps,

Paille blanche, assez haute, raide, grosse, demi-pleine.

Epi plat, dressé, rempli ; glumelles longues et aiguës, quelques-unes pourvues d'arrêtes assez prononcées ; à la maturité, épi blanc.

Grain jaune, gros, court, renflé, bien plein, obtus à ses deux extrémités, s'égrène facilement.

Cette variété de blé est très vigoureuse, très productive, peu exposée à la verse.

Maintenant que les trois variétés de blé, mises en expérience, nous sont connues, arrivons à la description de ce qui a été fait.

Le champ où les blés furent semés est de nature argilo-calcaire, exposé au sud, en bon état de culture. Au printemps 1881, il a fourni une ample récolte de vesces d'hiver mélangées à des fèverolles, pendant l'été du maïs coupé vert en septembre-octobre. Ce maïs avait été fumé au fumier de ferme. Vers le 25 octobre, le champ fut ensemencé en blé sans avoir reçu de labours préparatoires en la semence recouverte à la charrue. La semaille fut faite à la volée à raison de 185 litres par hectare. Cette quantité de semence était un peu faible, nous l'avons reconnu depuis.

La surface consacrée à la culture de chacune des variétés a été de deux ares.

En mars, on a répandu sur le champ l'engrais chimique suivant :

Sulfate d'ammoniaque	9 k.	00 gr.
Superphosphate de chaux à 20 % d'acide phosphorique assimilable	7	500
Chlorure de potassium	4	800
Total	21 k.	300 g.

Soit, par hect. : 150 k. de sulfate d'ammoniaque.
125 k. de superphosphate de chaux.
80 k. de chlorure de potassium.

L'épandange de l'engrais a été suivi d'un coup de rouleau. Le tallement, par suite de la sécheresse de mars, a été médiocre, ce qui a rendu plus sensible la faible quantité de semence répandue.

La récolte a eu lieu le lundi 7 août. Aussitôt coupé, le blé a été dressé en moyettes non coiffées. Il est resté cinq jours dans cet état, et le lundi 14 il fut soumis au battage.

Voici quel était le poids brut de la récolte :

1° Blé de Noé, variété de La Planche.... 152 kilog.
2° Blé de Bordeaux.................. 137 —
3° Blé de Pays...................... 128 —

A l'aspect de la récolte sur pied, le blé de Pays paraissait supérieur. La bascule n'a pas confirmé cette prévision.

Le poids net en grain a été de :

55 kilog. pour le blé de Noé.
48 — — Bordeaux.
44 — — Pays.

Le nombre de litres pour chaque variété a été de :

73 pour le blé de Noé.
65 — Bordeaux.
80 — Pays.

Le poids de la paille et de la menue paille a été de :

97 kilog. pour le blé de Noé.
89 — — Bordeaux.
84 — — Pays.

Si nous calculons le poids de l'hectolitre de grain, nous trouvons :

75 k. 340 pour le blé de Noé.
73 840 — Bordeaux.
73 330 — Pays.

Rapportons maintenant tous ces chiffres à l'hectare.

Rendement par hectare de trois variétés de blé cultivées comparativement en 1881-82.

NOMS des VARIÉTÉS	Rendement total en kilos	Rendement du grain en litres	Rendement du grain en kilos	Rendement de la paille en kilos	Poids de l'hectolitre	Classement
Blé de Noé.......	7.600	36 50	2.750	4.850	75k340	1
Blé de Bordeaux..	6.850	32 50	2.400	4.450	73 840	2
Blé de Pays......	6.400	30 00	2.200	4.200	73 0	3

Le blé de Noé a rendu 350 kilog. de grains de plus que le blé de Bordeaux, et 550 de plus que le blé de Pays.

Le blé de Bordeaux 200 kilog. de plus que ce dernier.

En argent, le blé de Noé aurait rendu 94 fr. 50 de plus que le blé de Bordeaux, et 148 fr. 50 de plus que le blé de Pays.

Le blé de Bordeaux 54 fr. de plus que ce dernier. Ces chiffres sont calculés en prenant pour base le prix de 27 fr. les 100 kilog. de blé[1].

Si donc, nous nous basions sur cette unique expérience, nous devrions semer le blé de Noé, variété de La Planche ; mais la prudence nous conseille de renouveler cette essai plusieurs années encore, car il est possible que la rouille, la carie, le charbon, qui, cette année, n'ont pas apparu dans notre champ d'expériences, s'y montrent ; qu'une variété soit plus facilement endommageable que l'autre ; qu'une dégénérescence rapide se fasse sentir, etc...

Notre but, d'ailleurs, en publiant cet article, n'est pas d'engager le cultivateur à semer plutôt telle variété de blé que telle autre, mais bien à lui démontrer l'importance que les expériences bien faites ont pour lui, de l'engager à les entreprendre, sûr qu'il y trouvera un bénéfice réel et que la richesse de notre département s'en ressentira.

Nous serons satisfaits si la publication de nos essais amène quelques cultivateurs dans la voie expérimentale, base de tout progrès durable.

---

1 Prix de 1882.

L'ACIDE PHOSPHORIQUE

Tous les cultivateurs connaissent aujourd'hui, au moins de nom, l'acide phosphorique, combinaison du phosphore avec l'oxigène. Ils savent que c'est un produit indispensable à la nutrition des plantes, qui, toutes, en demandent en proportions variables; le blé, par exemple, pour une récolte de grain de 3,000 kil., et une de paille de 5,000 kil., en exige 36 kilogr. 100. Bien des fois on leur a proposé des engrais phosphatés sous diverses désignations : phosphos-guanos, superphosphates, phosphates précipités, phosphates fossiles, etc., et peut-être se sont-ils demandé quel pouvait être parmi ces différents produits celui donnant le bénéfice net le plus élevé.

C'est pour éclairer les agriculteurs que sur certains points de la France des expériences ont été entreprises, que nous-même nous avons poursuivies, et dont nous venons ici indiquer les résultats.

L'acide phosphorique peut se trouver dans le commerce sous trois états différents.

Si, en effet, on fait brûler, sous une cloche de verre, du phosphore, il se produit au contact de l'air une poudre blanche qui a la propriété d'absorber l'humidité atmosphérique et de se transformer en un liquide sirupeux. Ce liquide, mis en contact avec de la chaux, peut, selon les proportions d'acide et de chaux, former trois composés : 1° Le phosphate acide de chaux ou mono-calcique; 2° Le phosphate neutre de chaux ou phosphate bicalcique, ou encore phosphate précipité; 3° Le phosphate basique de chaux ou tricalcique.

Le premier est soluble dans l'eau; les superphosphates du commerce et les phosphos-guanos en contiennent des proportions variables.

Le second est insoluble dans l'eau, mais soluble dans l'eau chargée d'acide carbonique, telle que l'eau du sol. Il est dit assimilable. Enfin, le troisième est insoluble, mais il n'est pas inassimilable comme nous le verrons plus loin.

Ces trois sortes de phosphates sont vendus à des prix variables, selon leur nature et leur richesse.

L'industrie fabrique les superphosphates et les phosphates précipités avec les phosphates d'os ou les phosphates fossiles connus aussi sous les noms de coprolithes, de nodules, de phosphorites, etc....

Il est juste que l'acide phosphorique des deux premiers produits, ayant été mis en liberté complète ou relative par des procédés industriels, se paie plus cher que celui du phosphate fossile qui, lui, n'a exigé qu'un lavage des nodules et leur pulvérisation pour sa préparation.

Aussi le commerce vend-t-il l'acide phosphorique soluble de 0.90 à 1 fr. le degré, et celui dit assimilable 0.80 environ, quand, dans le phosphate fossile, il est fourni au prix de 0.36.

La grande différence qui existe entre ce dernier prix et le premier laisse supposer de prime abord que les superphosphates doivent être préférables.

Sous l'influence d'essais *non comparatifs* et d'écrits nombreux indiquant les brillants résultats obtenus à l'aide des superphosphates, et grâce à l'idée que se font encore grand nombre de personnes qu'il n'y a que les éléments fertilisants solubles qui puissent être utiles aux plantes, les superphosphates ont pris une importance considérable. Nous avons la conviction que cette faveur, sans disparaître, diminuera beaucoup cependant.

Il est bien reconnu aujourd'hui que ce n'est pas *à priori* que l'on peut définir des questions agricoles de l'importance de celles qui nous occupent, mais seulement par des essais comparatifs, bien faits et poursuivis consciencieusement.

Les résultats que nous allons indiquer ci-après vont le prouver.

A l'automne dernier, nous avons entrepris de faire une expérience comparative sur la valeur des phosphates, non pas que nous ne soyons depuis longtemps fixé à cet égard, mais afin d'avoir des chiffres à citer aux lecteurs du *Bulletin*, chiffres obtenus dans notre pays.

Notre expérience fut faite sur un sol argileux n'ayant pas reçu de fumier de ferme depuis quatre ans. Nous avons choisi ce sol, afin d'éviter l'influence des fumures antérieures qui, fréquemment, faussent les résultats dans les essais du genre de ceux qui nous occupent, ainsi que nous l'avons maintes fois constaté déjà.

La préparation du sol laissa un peu à désirer par suite des pluies abondantes de l'été dernier.

Cinq carrés d'un are de superficie furent tracés dans le champ.

Ils reçurent comme engrais à l'automne, le :

N° 1. 3 kilos de superphosphate épuisé, c'est-à-dire privé de son acide phosphorique soluble.

N° 2. { 1 k. 200 de superphosphate Chilton.
1 k. 850 phosphate des Ardennes.
0 k. 250 plâtre cuit. }

N° 3. 2 k. 610 phosphate des Ardennes.

N° 4. 8 k. 500 de superphosphate à 20 %.

N° 5. Aucun engrais phosphaté.

Au premier réveil de la végétation en mars, chacun des carrés reçut en outre 4 kil. 500 de nitrate de soude et 4 kil. de chlorure de potassium.

En résumé, chaque carré a reçu au total :

	Engrais phosphaté.	Nitrate de soude.	Chlorure de potassium.
N° 1.	3 k[os] superphosphate épuisé.....	4k 500	4
N° 2.	1.200 superphosphate Chilton. 1.850 phosphate des Ardennes.. 0.250 plâtre cuit.	4.500	4
N° 3.	2.610 phosphate des Ardennes..	4.500	4
N° 4.	2.500 superphosphate à 20 %..	4.500	4
N° 5.	rien................	rien.	rien.

Chacun des engrais phosphatés ci-dessus désignés apportait une dose égale d'acide phosphorique.

Le superphosphate épuisé apportait l'acide phosphorique assimilable et un peu d'insoluble.

Le superphosphate Chilton le soluble dans l'eau et un peu d'insoluble. Le phosphate des Ardennes, l'acide phosphorique ni assimilable ni soluble.

Le champ d'expérience fut ensemencé en blé de la variété *de Bordeaux*. La semaille fut faite à la volée dans les premiers jours de novembre, à raison de 250 litres de semences par hectare. La graine fut enterrée à une profondeur moyenne de 5 centimètres. La levée, par suite de la mauvaise préparation du sol, n'a pas été aussi bonne qu'on aurait pu le désirer. L'humidité continuelle de l'hiver, et surtout les froids du commencement de mars, ont nui au tallement. Malgré cela, les carrés étaient assez régulièrement emblavés. La moisson s'est faite normalement et dans de bonnes conditions. Le rendement n'a pas été remarquable, quoique moyen cependant. Mais les conclusions à tirer de cet essai n'en persistent pas moins. Voici d'ailleurs les résultats :

	En grain.	En paille.
Le N° 1 a rendu............	15 000	28 300
Le N° 2 id.	15 000	27 200
Le N° 3 id.	14 600	26 400
Le N° 4 id.	18 000	non pesée.
Le N° 5 id.	11 000	15 700

A l'examen de ce tableau, on remarque que les numéros 1 et 2, dont l'un a reçu l'acide phosphorique assimilable, l'autre le soluble dans l'eau, ont donné le même résultat au point de vue du grain et une légère différence pour la paille. Nous pouvons, de la comparaison du produit de ces deux carrés, tirer cette conclusion que l'acide phosphorique assimilable a la même action que l'acide phosphorique soluble, et que, par conséquent, il n'y a pas lieu de préférer ce dernier plus cher au premier d'un prix moins élevé.

Le carré numéro 3, qui a reçu le phosphate fossile des

Ardennes, dans lequel l'acide utile ne coûte que 0.36 au lieu de 0.80 à 1 fr., dans les deux superphosphates, a donné un résultat légèrement inférieur (0k 400 gr. seulement).

Le carré n° 4, qui a reçu du superphosphate riche, dont l'acide coûte environ 1 fr. 10 le kilogr., a donné un résultat supérieur à celui des autres carrés, et indique l'action énergique de l'acide phosphorique sur la grenaison.

Quant au carré n° 5, il fait voir ce que la terre était susceptible de produire abandonnée à ses propres forces.

Si, maintenant, nous cherchons quel est le carré qui a fourni le produit net le plus élevé, il n'est pas douteux que c'est le n° 3, celui qui a reçu le phosphate des Ardennes, et cela à cause de la grande différence de prix de son acide phosphorique avec celui des autres engrais.

Sans doute, dans tous les sols, les résultats ne seraient pas les mêmes. Il est possible que, dans un sol calcaire, les superphosphates aient plus d'action, mais il n'en ressort pas moins de l'expérience ci-dessus que les phosphates fossiles peuvent rendre d'éminents services, surtout s'ils sont mêlés au fumier, comme nous le conseillons, suivant en cela les données des savants.

Terminons, d'ailleurs, ce compte-rendu d'expériences que nous avons faites en citant les conclusions auxquelles a abouti M. Grandeau lui-même, à la suite d'une série d'essais qui dura huit années, sur les différentes plantes de grandes cultures.

« Si l'on relève respectivement dans les nombres précédents les rendements des parcelles, qui ont reçu l'acide phosphorique sous ses diverses formes, on trouve que les rendements moyens, à l'hectare, pour la durée de la période des essais, ont été les suivants :

	Rendement moyen à l'hectare et par an.
1 Superphosphate...........	10.657 kilogr.
2 Phosphate précipité.........	10.617 —
3 Phosphate tribasique.......	10.553 —

» Nous avons vu que dans la première série (page 314) les rendements fournis par les divers engrais phosphatés employés concurremment avec l'azote s'élevaient aux chiffres suivants :

1 Phosphate précipité.......	12.581	kilogr.
2 Superphosphate..........	12.570	—
3 Phosphorite.............	12.097	—
4 Poudre d'os..............	10.386	—

» Les rapports des rendements de la deuxième série concordent donc absolument avec ceux de la première série, et l'ensemble de ces expériences démontrent de la façon la plus claire que l'emploi du superphosphate ne donne pas de récolte supérieure (à poids égal d'acide phosphorique bien entendu) à celle que produit le phosphate précipité. La conséquence forcée de cette première conclusion est que l'acide phosphorique ne doit pas être payé plus cher par l'agriculteur soucieux de ses intérêts, dans les superphosphates, que dans les phosphates précipités.

» En ce qui concerne le phosphate tribasique (fossile), les nombres résultant de la deuxième série sont encore plus favorables que ceux de la première à l'emploi agricole des phosphates finement pulvérisés et n'ayant subi aucun traitement chimique. Il y a presque identité dans les rendements obtenus avec la phosphorite comparativement aux rendements fournis par les deux autres formes d'acide phosphorique.

« Je crois que l'industrie des superphosphates n'aura qu'un temps : il arrivera un moment, moment que la diffusion des notions exactes sur la nutrition des plantes et sur le rôle des substances fertilisantes pourraient singulièrement hâter, où le cultivateur intelligent, pouvant faire quelques avances au sol, renoncera complètement à acheter des superphosphates, c'est-à-dire des phosphates, plus une substance qui en triple le prix sans posséder d'action fertilisante, l'acide sulfurique.

» Il emploiera à hautes doses sur les fumiers, en épandage dans les étables, les phosphates tribasiques neutres, phosphorites, coprolythes, etc., et obtiendra, à beaucoup plus bas prix qu'avec les superphosphates, les mêmes rendements. (Compte-rendu des travaux du Congrès international des directeurs des stations agronomiques, par M. Grandeau, 1881, pages 329 et suivantes). »

On voit que nos essais nous ont conduit aux mêmes conclusions que les expériences huit fois répétées de M. Grandeau. Oui, on ne saurait trop pousser à l'emploi des phosphates fossiles. Seuls, ils donnent de très bons résultats bruts et des produits nets élevés. Mélangés au fumier lors de la mise en tas, ils subissent l'action de l'humidité, de la chaleur et des acides qui se développent pendant la fermentation et se rapprochent alors comme effet des superphosphates; mais au point de vue du prix de revient, quelle différence !

Nous nous en tiendrons là pour aujourd'hui, nous promettant de revenir sur cette intéressante question.

LA BETTERAVE FOURRAGÈRE. — SA FUMURE

Résultats obtenus en 1883.

La culture de la betterave fourragère prend de plus en plus d'extension. Les cultivateurs comprennent aujourd'hui que cette racine est indispensable à l'alimentation des animaux, en hiver; que les vaches laitières et les brebis qui allaitent trouvent en elle un aliment bienfaisant, et que l'intérêt commande de la cultiver dans les meilleures conditions possibles, afin d'en obtenir de forts rendements.

Nous venons rendre compte ici de ce que nous avons fait en 1883, de ce que nous avons obtenu dans la culture de la betterave, espérant que toutes les personnes lisant le *Bulletin* y trouveront quelques parties utiles, que nos bons cultivateurs de l'Aube reconnaîtront les procédés qu'ils emploient, et que ceux qui sont novices en cette culture y trouveront de bons enseignements. Examinons d'abord la marche suivie dans la préparation du sol.

A l'automne, aussitôt que l'humidité le permet, nous donnons un premier labour superficiel, qui a pour but de faciliter la germination des mauvaises herbes ; c'est ce qu'on appelle un labour de déchaumage.

En décembre ou janvier, si l'état des chemins est convenable, on conduit le fumier que nous enterrons par un fort labour, ne craignant pas de mélanger un peu du sous-sol au sol, si celui-là n'est pas de mauvaise qualité ; si le sous-sol est de mauvaise nature, l'on se contente de fouiller le fond du sillon, soit avec une griffe fixée à l'arrière de la charrue, soit avec une fouilleuse qui suit l'instrument de labour.

En mars, on peut donner de nouveau un labour ordinaire. Si la terre est d'une nature légère, ce labour peut être utilement supprimé.

Puis nous hersons le sol pour le niveler et faciliter la germination des mauvaises herbes que le labour profond a ramenées à la surface de la terre.

Dans la première quinzaine d'avril, nous scarifions vigoureusement, puis nous donnons un coup de herse et procédons à la semaille.

Dans le cas où le sol n'a pas été approfondi suffisamment, quelque temps avant de semer, nous billonnons la terre, en formant des ados distants de centre à centre de 0m70 à 0m80.

En général, dans nos pays, on laboure trop la terre à betteraves, on la dessèche, on ramène sans cesse à la surface des mauvaises herbes, qui rendent les binages difficiles. Il faut se pénétrer de cette idée que la betterave demande un sol ferme au fond et meuble à la surface. Par la méthode que nous suivons, nous obtenons ce résultat et, en outre, la surface du champ, par les scarifiages et les hersages, se trouve nettoyée.

La préparation du sol, telle que nous la recommandons et la pratiquons, étant connue, examinons maintenant la fumure convenable à la précieuse racine.

L'engrais communément employé est le fumier de ferme. On l'applique à toutes les plantes, à tous les sols, et on s'en trouve bien.

Le fumier est un engrais complet, apportant à la fois les sels nécessaires à l'alimentation des végétaux et l'humus dont les propriétés sont des plus utiles. Mais le fumier ne contient pas les principes qui doivent alimenter les plantes, dans les proportions les plus convenables ; ceux qu'ils renferment sont peu solubles, et ne le deviennent qu'avec un temps plus ou moins long ; c'est ce qui fait que l'engrais de ferme doit être considéré comme engrais de fond, et qu'il est utile de lui adjoindre comme fumure complémentaire un engrais chimique approprié au sol et à la plante cultivée.

Toutes les expériences faites jusqu'à ce jour, et que chacun est à même de répéter en partie, prouvent la vérité de ce dire.

La betterave, pour produire une récolte de 50,000 kilog., demande à la terre, d'après Wolff :

Acide phosphorique....	55 kilog.
Potasse	200 —
Soude...............	40 —
Chaux	25 —
Azote...............	80 —

C'est là une composition moyenne, qui peut servir de base aux calculs auxquels peut donner lieu une récolte de betterave.

Voici maintenant la fumure que nous employons. D'abord,

du fumier de ferme à la dose de 20,000 kilog. environ, petite fumure considérée cependant dans beaucoup de contrées comme bonne, mais que nous tenons comme insuffisante.

Ce fumier, nous l'avons dit, est appliqué en janvier et enterré par un fort labour. C'est presque toujours parce que le fumier est employé trop tardivement que les betteraves lèvent mal dans un sol soulevé, et que la terre se salit dans des proportions considérables. Tous les bons cultivateurs considèrent comme indispensable une fumure hâtive, qui a, en outre, l'avantage de procurer des racines lisses et régulières.

Ce fumier fournit à la terre les éléments suivants :

Acide phosphorique....	36 kilog.
Potasse...............	98 —
Chaux	112 —
Azote.................	80 —

En comparant ces chiffres à ceux précédemment donnés pour la composition moyenne d'une récolte de 50,000 kilog. de betteraves, nous voyons que 20,000 kilog. de fumier sont notoirement insuffisants. Il n'y a pas lieu de s'étonner qu'avec une aussi petite fumure les récoltes de betteraves soient minimes, ou que, si elles sont bonnes, le sol soit fortement épuisé.

Une fumure double au fumier de ferme apportant :

Acide phosphorique....	72 kilog.
Potasse...............	196 —
Chaux.................	224 —
Azote.................	160 —

serait encore insuffisant pour la potasse, et l'on peut même affirmer que huit fois sur dix, malgré la richesse en azote et en acide phosphorique, la récolte sera très ordinaire, avec un sol très épuisé en potasse. Enterrer plus de 20,000 kilog. de fumier n'est pas toujours facile dans nos sols peu profonds.

Jusqu'ici nous avons supposé que tout dans le fumier est assimilable, mais ce n'est pas la réalité; une partie seulement des éléments est soluble, l'autre est insoluble. Cette dernière portion, la plus abondante, nitrifie dans le sol et devient absorbable par les plantes à la longue; la betterave n'en profitera probablement pas, de sorte qu'il n'y a guère à compter que sur une petite partie des principes actifs du fumier. Il devient donc évident qu'il est nécessaire de compléter la fumure par un engrais supplémentaire.

Voici celui que nous employons dans un sol moyennement riche en potasse, ayant reçu 20,000 kilog. de fumier.

A 500 à 600 kilog. de l'engrais suivant :

Nitrate de soude..........	43 kilog.
Superphosphate à 10 %...	50 —
Plâtre................	7 —
	100 kil.

Cet engrais apporte par 100 kilog. :

Azote nitrique..........	6 kil. 500
Acide phosphorique.....	5 —

Soit, par hectare, pour une dose de 600 kilog. :

Azote nitrique..........	39 kilog.
Acide phosphorique.......	30 —

Quant à la potasse, si la betterave n'en trouve pas une quantité suffisante dans le sol, grâce à la faculté qu'elle possède de la remplacer par la soude qui apporte le nitrate, elle fait cette substitution sans que le rendement s'en ressente.

La quotité de matières utiles apportées au sol est donc :

	Azote	Acide phosphorique	Potasse
20,000 kos de fumier.....	80	36	98
600 kos engrais chimique	39	30	»
Totaux......	119	66	98

Si notre fumier a été enrichi en acide phosphorique par le procédé Thénard, c'est-à-dire par l'emploi de phosphate fossile, nous nous contentons d'appliquer par hectare 300 kilog. de nitrate de soude.

Quand maintenant nous opérons sur une terre calcaire très perméable, pauvre par conséquent en potasse, nous nous trouvons bien d'ajouter à l'engrais composé ci-dessus 100 kil. de chlorure de potassium, apportant environ 50 kilog. de potasse.

Enfin, pour ceux qui n'auraient pu fumer en temps convenable, et qui désireraient faire des betteraves, voici l'engrais que nous leur conseillons et qui donne d'excellents résultats. (Voir les *Annales de la Société Horticole*, Janvier 1884, où nous avons publié les produits obtenus avec cet engrais dans la culture des betteraves comestibles.)

B	Nitrate de soude.........	43 kilog.
	Superphosphate à 15 %...	33 —
	Chlorure de potassium.....	16 —
	Plâtre	8 —
		100 kil.

Cet engrais fournit au sol par 100 kilog. :

Azote nitrique...........	6 kil. 500
Acide phosphorique.......	5 »
Potasse	8 »

La dose à employer par hectare est de 1,200 kilog., qui fournissent :

Azote nitrique.............	78 kilog.
Acide phosphorique.........	60 —
Potasse	96 —

Tels sont les engrais que nous employons, tels sont ceux auxquels on doit recourir dans des cas particuliers. C'est par l'emploi de ces engrais que l'on arrive aux fortes récoltes, que le fumier à hautes doses ne peut fournir que dans les années très humides.

Ces produits complémentaires, appliqués à la betterave, conviennent aussi parfaitement aux carottes, rutabagas, etc. Ils s'emploient pour ces cultures dans les mêmes conditions.

Les produits chimiques, intimement mélangés et passés à la

claie, sont répandus sur le sol avant le hersage qui précède la semaille. Celle-ci est faite en ligne, et aussitôt que la terre est ressuyée, nous donnons un fort coup de rouleau.

En 1883, nous avons cultivé la betterave dans deux sols différents.

L'un est situé sur le plateau qui termine la côte de Montgueux. Il est composé d'un limon rouge foncé renfermant beaucoup de silex, son épaisseur moyenne est de 0m15; il repose sur un sous-sol argileux, jaune, formé d'argile plastique, complètement imperméable. Cette seconde couche, plus épaisse que la première, repose sur le terrain crétacé supérieur. L'ensemble appartient au terrain tertiaire.

Cette disposition rend le sol très humide en hiver, très sec en été; aussi est-il considéré par les cultivateurs du pays comme fort médiocre et d'une culture assez difficile.

L'autre terrain cultivé en betteraves est situé à Notre-Dame-des-Prés, commune de Saint-André. Là, le sol est tourbeux. Il y a peu d'années encore il était en friche. Depuis, il a été soumis à diverses cultures; et, en 1882, il a porté des betteraves, des haricots pour graines, et des choux fourragers.

A Montgueux, l'espèce cultivée était la Mammouth. Elle a fourni, malgré la sécheresse, un rendement à l'hectare de 56,600 kilog. de racines, nettes de terre et décolletées.

A Notre-Dame-des-Prés, la Mammouth était associée à la Disette argentée. Le rendement a été de 56,800 kilog. par hectare. Cette dernière récolte a été obtenue par l'emploi de l'engrais chimique *B* à la dose de 600 kil. seulement.

Voici maintenant les résultats fournis par l'analyse des différentes racines :

DENSITÉ MOYENNE DES RACINES

Mammouth de Montgueux...............	1.030
— Notre-Dame-des-Prés.......	1.005
Disette argentée de —	1.022

On voit, d'après ce tableau, l'influence de la variété sur la qualité de la racine. La Mammouth en terres tourbeuses devient énorme, mais elle est légère ou très aqueuse. La Disette argentée est plus ferme.

Densité des jus, correction faite de la température

Mammouth de Montgueux.............	1041.9
— Notre-Dame-des-Prés......	1020.2
Disette argentée de —	1030.1

Sucre pour 100 de jus

Mammouth de Montgueux............	7.30
— Notre-Dame-des-Prés....	2.00
Disette argentée de —	4.00

Ce tableau fait voir l'influence du sol et de la variété sur la richesse en sucre des betteraves. Dans un sol sec, peu riche en humus, la Mammouth fournit 7.30 de sucre, alors que dans un sol tourbeux elle ne donne que 2 % là où la disette fournit 4.

Nous avons ensuite analysé complètement les racines et nous avons obtenu pour la matière sèche :

	Matière sèche	Eau	Total
Mammouth de Montgueux........	12	88	100
— de Notre-Dame-des-Prés.	7.5	92.5	100
Disette argentée — .	8.85	91.15	100

Ce tableau démontre que la Mammouth, même dans un terrain très sec, est riche en eau, par conséquent peu alimentaire.

Le dosage des cendres, qui renferment comme l'on sait les matières minérales destinées à la formation et aux réparations du squelette des animaux, nous a donné :

	Pour 100 de betteraves fraîches
Mammouth de Montgueux.........	0.682
— de Notre-Dame-des-Prés.	0.962
Disette argentée — ..	1.785

Ce tableau montre que la Disette est une betterave se chargeant de beaucoup de sels, épuisant par conséquent le sol en minéraux.

Le dosage de la matière grasse, substance indispensable à l'alimentation, parce qu'elle facilite la digestion des matières azotées et sert à la respiration, a donné :

	Pour 100 de betteraves naturelles
Mammouth de Montgueux	0.0984
— de Notre-Dame-des-Prés.	0.0570
Disette argentée — .	0.0300

Enfin, le dosage des matières azotées a fourni :

	Pour 100 de betteraves naturelles
Mammouth de Montgueux........	0.8025
— de Notre-Dame-des-Prés.	1.016
Disette argentée — .	1.355

Ces derniers résultats pourraient étonner au premier abord, mais si l'on songe à la richesse des terres tourbeuses en azote, et à la quantité fournie par l'engrais chimique, on comprend que les betteraves aient pu se charger de matières azotées.

Nous résumons dans le tableau ci-dessous les différents résultats ci-dessus indiqués :

	Densité moyenne des betteraves	Densité des jus	Sucre °/o de jus	Eau	Matière sèche	Cendres	Matière grasse	Matière azotée
Mammouth de Montg.	1.030	1041.9	7.3	88.00	12.00	0.822	0.0984	0.8025
id. N.-D.-des-Prés	1.005	1020.2	2.0	92.50	7.50	0.982	0.0570	1.0160
Disette argentée...	1.022	1030.1	4.0	91.15	8.85	1.750	0.0306	1.3550

Cette analyse fait voir combien le terrain a d'influence sur la composition d'une récolte de betteraves.

Sans doute, l'expérience ci-dessus est fort incomplète, elle demande à être renouvelée sur d'autres bases; c'est, en effet, ce que nous allons faire dans le courant de cette année. Nous nous proposons d'essayer comparativement dans les deux terrains dont il est question précédemment, la Mammouth, la Disette argentée, la Jaune globe, l'ovoïde des Barres et la Tankard.

Malgré la quantité considérable d'eau que renferment les betteraves cultivées en terres tourbeuses, nous ne saurions trop conseiller d'utiliser ce sol par ce genre de culture. Les travaux y sont faciles, les binages rapides et peu pénibles si la terre a été nettoyée avant la semaille, les engrais à apporter peu abondants et économiques. On pourrait, par exemple, remplacer le superphosphate par le phosphate d'os ou le phosphate fossile employé en automne ou au printemps précédant la semaille, et réduire la proportion d'azote, si de bonne heure on chaulait fortement le sol. Les dépenses se réduiraient, pour l'engrais, à un peu d'azote et à la potasse.

La betterave étant destinée à tempérer l'effet malfaisant d'une alimentation sèche, il n'y a pas lieu, à notre avis, de tenir compte d'une façon absolue de sa composition; ce qu'il faut avant tout, c'est d'en récolter beaucoup et d'une façon économique, afin de pouvoir en donner de grandes quantités aux femelles en lactation et aux élèves.

Que les Membres du Comice essayent les engrais dont nous donnons ci-dessus la composition, ils en retireront profit et donneront le bon exemple, ce grand levier du progrès agricole. Les résultats qu'ils obtiendront leur donneront de la notoriété, qui rejaillira sur notre Association.

Nous ne manquons pas aujourd'hui, à Troyes, d'hommes consciencieux, représentant, pour la vente des engrais, les meilleures maisons de Paris et de la Province. Que les cultivateurs leur achètent les matières premières dont ils ont besoin, qu'ils préparent leurs engrais eux-mêmes, ils y trouveront sécurité et avantages pécuniaires.

ÉTUDES COMPARATIVES SUR QUATRE VARIÉTÉS D'AVOINE

L'avoine, comme les autres plantes cultivées, offre de nombreuses variétés tant d'automne que de printemps. Le choix entre elles doit dépendre d'une foule de circonstances et principalement du climat, du sol et de la valeur nutritive.

Depuis plusieurs années, nous cultivons comparativement quelques variétés; il y a deux ans, nous avons publié dans le *Bulletin* les résultats obtenus.

Nous venons rendre compte aujourd'hui de nos essais de 1883. Trois variétés étaient en présence : une d'hiver, deux de printemps.

La variété d'hiver était l'avoine noire de Belgique. Celles de printemps étaient l'avoine de Pays et l'avoine de Hongrie ou Unilatérale.

Notre but est de faire ressortir les mérites de l'avoine noire d'hiver de Belgique.

Voici ce que dit de cette avoine M. Minaugoin, président de la Société d'agriculture de Brienon (Yonne), dans le numéro du 17 juillet dernier du journal *l'Agriculture pratique* :

« Il est certaines circonstances où l'on est obligé de suivre un peu la mode, même en agriculture, et la routine, les préjugés, etc. (Voir journal *l'Agriculture,* page 76.)

En somme, c'est une avoine recommandable à tous égards, et je rends ici un juste tribut d'hommages à M. Vilmorin, qui a eu l'heureuse pensée d'aller chercher en Belgique une variété aussi précieuse. »

A ces quelques lignes, nous n'avons que peu de chose à ajouter.

A l'automne 1882, nous avons fait revenir 25 kil. d'avoine noire de Belgique, que nous avons semée dans un champ de terre argileuse assez médiocre. La surface à semer était de 14 ares environ. La quantité de semences a donc été de 178 kilos à l'hectare.

Le semis a eu lieu tardivement, vers la fin d'octobre. Pendant tout l'hiver, la réc.lte a paru chétive. Mais, au premier printemps, une végétation rigoureuse se manifesta, un tallage énergique vint combler rapidement les vides; certains pieds, à la montée, présentaient une douzaine de tiges parfaitement conformées.

Le 31 juillet, l'avoine fut rentrée; nous trouvâmes 108 gerbes, soit 770 gerbes à l'hectare.

La récolte fut battue le 9 août suivant. La quantité de grain obtenue a été de 29 doubles décalitres, pesant 9 k. 750 l'un, soit 41 hectolitres 50 du poids de 48 kil. 750 ou 2,023 kilos à l'hectare.

Tel a été le résultat cultural. Voyons maintenant la qualité du grain comparée à celle de l'avoine noire de Hongrie, de l'avoine noire de Pays et de la composition moyeune des avoines.

D'après les tableaux de Wolff, les avoines auraient la composition moyenne suivante :

Eau	13.7
Matière sèche	90.5
Cendres	3.14
Matière grasse	7.3
Extractifs	71.8
Matière azotée	21.4

Nous avons trouvé, dans nos trois variétés d'avoine, les quantités suivantes de principes immédiats :

NOMS DES VARIÉTÉS D'AVOINE	Eau	Matière sèche	Cendres	Matières grasses	Amidon et sucre	Azote	Matière azotée	Matière organique	Poids du litre	Poids de 100 grains	Poids de l'amande pour 100	Poids de l'écorce pour 100
Avoine noire du Pays.......	13 »	87 »	3 98	8 15	54 90	2 »	12 5	83 02	0k470	2g827	73 55	26 45
Av. n. d'hiver de Belgique.	14 »	86 »	4 20	8 10	55 97	2 12	13 25	81 08	0 480	3 713	74 49	25 51
Avoine noire de Hongrie....	13 33	86 67	4 40	7 »	»	2 »	12 50	82 27	0 470	2 530	70 43	29 57

Il ressort des chiffres de ce tableau que l'avoine de Belgique est supérieure aux avoines de Hongrie et de Pays. Ceci n'a rien qui doive étonner, car, en général, les variétés d'hiver, dans un grand nombre de plantes, sont toujours supérieures aux variétés de printemps.

C'est, des trois variétés, la moins riche en matière organique; par contre, c'est celle qui renferme le plus de matières minérales.

Elle est supérieure à l'avoine de Hongrie pour la matière grasse, inférieure à celle du Pays.

Elle renferme plus d'amidon et de sucre, plus de matières azotées, moins d'écorce et plus d'amande.

En résumé, c'est une avoine à cultiver. Cette année, la surface semée par nous à Montgueux était assez grande; le rendement, que nous ne pouvons encore préciser, a été considérable; dans un prochain article, nous indiquerons les résultats.

Nous engageons vivement nos collègues à essayer de cette avoine, qui partout et à tous, jusqu'à ce jour, donne satisfaction.

CULTURE EXPÉRIMENTALE DE SIX VARIÉTÉS DE BLÉ

Les cultivateurs intelligents sont aujourd'hui continuellement à la recherche des nouvelles variétés de plantes donnant de plus forts rendements et de plus beaux produits. C'est afin de leur venir en aide qu'à chaque saison nous entreprenons quelques essais. Cette année, nous avons continué nos expériences sur les blés. Nous venons rendre compte aux membres du Comice des résultats culturaux obtenus.

Faisons connaître d'abord les différents éléments de l'essai :

La culture des six variétés de blé a été faite sur un sol calcoro-argileux, dépendant du clos Sainte-Sophie, commune de Montgueux. Ce sol est considéré comme médiocre par les cultivateurs du pays. Mais sa médiocrité ne tient qu'à son défaut de richesse.

En 1883, au printemps, le sol était occupé par de la navette, qui fut consommée en vert; pendant l'été, un maïs légèrement fumé au fumier de ferme, mais ayant reçu des engrais complémentaires, couvrit le sol. Sur le chaume de ce maïs, on sema de la moutarde qui fut enterrée par un bon labour lorsqu'elle avait 0. 15 de hauteur environ. — Aussitôt après, nous procédâmes à la division du terrain et à la semaille des blés.

Six lots de trente-neuf mètres carrés furent délimités par des piquets et séparés entre eux par des sentiers de 1m 50 qui, pendant le cours de cet été, ont été occupés par nos collections de pommes de terre de grande culture.

La semence fut répandue à la volée, avec beaucoup de soins, et enterrée par un coup de herse. C'était le 15 novembre.

Sur le sol, nous avons ensuite semé un engrais composé suivant les formules excellentes données par M. Joulie.

Voici cet engrais :

Nitrate de soude........................	4 kil.
Superphosphate à 20 °/₀ d'acide phosphorique.	15

Cette quantité d'engrais a été répandue régulièrement sur tout le champ, qui a une superficie de 6 ares.

Chaque carré de 39 mètres avait donc reçu :

Nitrate de soude........................	0k 260
Superphosphate........................	0k 975

Cet engrais nous coûtait pour chaque carré :

Nitrate de soude à 0f 26 le kil..............	0f 0676
Superphosphate à 0f 20 le kil..............	0f 195
	0f 271

Les soins d'entretien du printemps ont été ceux habituellement donnés dans le pays, et qui se réduisent à un simple roulage.

Avant cette opération, en mars, nous avons semé en couverture l'engrais suivant :

Par carré de 39 mètres :

Nitrate de soude	0k 780
Chlorure de potassium	0k 390

Cet engrais nous a coûté pour le :

Nitrate de soude	0f 202
Chlorure de potassium	0f 081
	0f 283

qui, ajoutés aux dépenses d'engrais de l'automne précédent, font un total de 0f 554 pour 0m 39, soit par hectare une dépense de 142 fr. non compris les frais d'épandage.

Les six variétés de blé, cultivées comparativement, étaient :

1° Le blé de Noé, vulgairement blé bleu, provenant de chez M. G. Huot ;

2° Le blé de Bordeaux, dit inversable, provenant de chez M. de Mauroy ;

3° Le blé Victoria d'automne, à grain jaune rougeâtre ;

4° Le blé Dattel, obtenu en croisant le Chiddame d'automne à épi rouge avec le Prince Albert ;

5° Le blé Lamed, obtenu par la même méthode avec le Prince Albert et le blé de Noé ;

6° Le blé Aleph, provenant du croisement du blé de Noé et du blé de Bergues.

Ces trois derniers blés ont été obtenus par M. H. Vilmorin, qui les a sélectionnés pendant de longues années, et qui, l'année dernière seulement, les a mis au commerce.

Nous n'en donnerons pas ici la description que l'on trouvera d'ailleurs dans les journaux d'agriculture.

Le 4 de mai, les blés avaient l'aspect suivant :

1° Blé de Noé, beau, mais un peu rouillé ;
2° — Victoria, beau, pas de rouille ;
3° — Aleph, végétation moyenne, très rouillé ;
4° — Dattel, beau, pas de rouille :
5° — Lamed, beau, plus allongé que les autres variétés, peu rouillé ;
6° — Bordeaux, beau, peu rouillé.

Le 30 mai, l'épiage se faisait ; à cette époque, voici nos remarques :

1° Blé de Noé épié ;
2° — Victoria, vert foncé, commence à épier ;
3° — Aleph, un peu jaune, apparence chétive, épie ;
4° — Dattel, magnifique, épie ;
5° — Lamed, beau, épie ;
6° — Bordeaux, beau, a quelques épis charbonnés.

La maturité complète s'est faite en août, à peu près en même temps pour toutes les variétés ; sauf pour le Victoria, qui a été en retard de dix jours.

Aussitôt après la récolte, les différents lots ont été soumis à la pesée, puis, quelques jours plus tard, au battage. Les résultats obtenus sont consignés dans le tableau ci-joint.

Noms des Variétés	Poids brut de la récolte	Poids du grain	Poids de la paille	Poids du litre	Rendement en poids à l'hectare	Rendement en hectolitres à l'hectare	Classement d'après le rendement du grain en hect.	Classement d'après le rendement en paille
Lamed..	31k500	11k200	20k300	0k715	2874k	40k15	6	4
Dattel...	35 500	13 500	22 »	0 720	3461	48 08	1	2
Aleph...	31 »	11 800	19 200	0 715	3027	42 30	4	5
Bordeanx	30 500	11 800	18 700	0 730	3027	41 29	5	6
Noé.....	35 »	12 700	22 300	0 730	3256	44 59	3	1
Victoria.	33 »	12 600	20 400	0 680	3230	47 50	2	3

Le blé Victoria a fourni au battage beaucoup de hottons.

Le blé Dattel renferme un nombre assez considérable de grains cariés. L'Aleph en présente quelques-uns.

Le Lamed n'est pas encore bien fixé, il renferme des épis à grains blancs; et d'autres, le grand nombre, à grains rouges.

Ce tableau nous classe le blé Dattel comme le premier pour la production du grain. Nous sommes d'accord pour ce résultat avec celui obtenu par un grand nombre de cultivateurs qui ont aussi essayé des trois blés nouveaux, ainsi que cela résulte d'une note publiée par M. H. Vilmorin, dans les derniers journaux d'agriculture.

En second lieu, nous trouvons le Victoria. Ici, notre étonnement fut grand lors des pesées. Nous pensions que ce blé, trop tardif pour nos pays à climat sec et à terres chaudes, donnerait de médiocres produits. Il est vrai que l'hectolitre pèse peu, mais le rendement en volume est grand.

Nous avons éprouvé aussi une déception au sujet du blé Aleph. Nous pensions, avec M. Vilmorin, qu'il aurait parfaitement réussi chez nous. Il n'en est rien.

Quant à la paille, notre surprise fut grande en voyant le blé de Noé à la tête de la liste.

Ces faits inattendus prouvent qu'il ne faut attacher aux expériences d'une année que l'importance qu'elles ont, et qu'il est nécessaire de répéter plusieurs fois les essais, avant que de tirer une conclusion irréfutable. Nous nous proposons d'agir ainsi. Dans le cours de cet hiver, si nos occupations nous le permettent, nous analyserons ces différentes variétés.

Bientôt nous publierons les résultats que nous avons obtenus en grande culture, avec le blé de Bordeaux, fumé aux engrais chimiques seuls.

L'ANNÉE APICOLE

Au Rucher-École de Montgueux

Pendant le courant de cet été, trois conférences ont été faites à Montgueux, sur l'apiculture. Elles ont été suivies de démonstrations pratiques au rucher du clos Sainte-Sophie et à celui du Croc-Rouge, où sont installées les ruches à cadres que nous préconisons.

Nous avons encore conservé un agréable souvenir de notre conférence du 14 avril, à laquelle assistait un public nombreux et choisi. Les autres réunions, que nous avons provoquées, ne nous ont pas donné de moindres satisfactions.

Dans la première, le lundi de Pâques, nous nous proposions de faire une opération bien intéressante et surtout bien lucrative : le transvasement complet d'une ruche en paille dans une ruche à cadres. Le temps maussade et froid nous a empêché d'agir à notre gré.

A la suite de notre conférence théorique, qui a porté sur les travaux de la saison, nous avons invité nos auditeurs à venir jeter un coup-d'œil sur notre rucher.

Les premières ruches qui se présentèrent à notre examen furent des ruches à cadres, système Layens. Ces ruches, fabriquées par Vom Siebenthal, d'Aigle (Suisse), sont parfaites à tous les points de vue. Elles ont été peuplées en juillet 1883, au moyen de rayons de couvain et de trévas pris à des ruches en paille, récoltées complètement. A l'automne, les provisions ont été parfaites au moyen de sirop de sucre.

Nos auditeurs se rappelleront avoir vu, en avril, les fils de fer et les baguettes ayant servi à fixer les rayons.

Sans doute, des ruches au début de la saison n'étaient pas puissantes, mais pas une d'elles ne manquait à l'appel, toutes étaient en parfaite santé.

Nous avons raconté, dans le *Bulletin*, comment nous nous y étions pris pour greffer les rayons de couvain, nous n'y reviendrons pas. Le résultat obtenu donne un complet démenti aux accusations malveillantes de certains apiculteurs fixistes intéressés à conserver *pour les autres* la ruche en paille.

Nous prions ceux de nos lecteurs qui auraient encore quelques doutes sur le transvasement des ruches (c'est en somme ce que nous avons fait en juillet 1883) de se reporter à la note publiée par M. Ed. Bertrand, de Nyon (Suisse), dans le bulletin de la « Suisse romande » de juillet-août 1884, page 152.

Non, les transvasements ne sont pas difficiles à faire, le travail est le même que celui que demande la récolte complète d'une ruche en paille, et les résultats sont certains. Il faut opérer intelligemment, voilà tout.

Nous voulions rappeler notre visite au rucher-école, nous nous sommes laissé entraîner. Nos lecteurs nous pardonneront cette digression, elle était nécessaire afin de montrer que notre enseignement est basé sur l'expérience, et que nous sommes d'accord avec les apiculteurs les plus renommés d'une nation amie.

Revenons à notre sujet.

Nous nous rappelons l'étonnement de nos visiteurs du 14 avril, à la vue de ces grandes Gayens, alors garnies de quatre cadres seulement. Beaucoup les considéraient comme trop spacieuses. L'expérience a démontré une fois de plus qu'il n'en était pas ainsi.

A l'examen de ces grandes ruches a succédé celui d'autres modèles de 86 litres seulement, trop petits pour nos pays à sainfoin. Cette seconde série est peuplée d'essaims de 1882, non essaimés en 1883. Les colonies étaient toutes prospères, leur vue fait naître de grandes espérances, d'ailleurs réalisées.

Notre visite a continué par l'examen des essaims de l'année précédente.

Ces essaims ont été obtenus par la méthode d'essaimage anticipé.

Maigres ruches! disaient les apiculteurs. Elles ne valent pas les trévas de juillet, disaient les autres! Nous leur faisons remarquer que toutes en 1883 avaient reçu 14 kilos de sirop de sucre épais, et que si nous ne les avions pas réunis c'était afin de montrer les graves inconvénients de l'essaimage en année médiocre. — Deux de ces ruches ont produit cette année ; toutes les autres, au nombre de huit, ont fait un peu de bâtisse et leurs provisions, voilà tout.

Enfin, notre visite s'est terminée par l'examen d'essaims logés en ruche en paille, fabriquées par M. Bellot, de Chaource.

Mêmes résultats.

Voilà ce que donne l'essaimage dans les mauvaises années.

Le plus grand nombre de nos visiteurs sont partis avec cette conviction que, si l'on recherchait le miel, il fallait supprimer l'essaimage, afin d'avoir toujours de puissantes colonies.

Le 22 mai, nouvelle conférence à Montgueux, nouvelle visite au rucher.

Les apiculteurs, encore très nombreux cette fois, ont revu les ruches d'avril dans un état de grande prospérité.

Il n'en aurait pas été ainsi si, suivant la méthode d'essaimage *anticipé*, nous avions opéré avant la grande ponte des mâles qui, sous l'influence des navettes, s'était considérablement développée en avril.

Au 22 mai, certaines ruches possédaient 16 cadres sur 20, et toutes augmentaient rapidement. A cette vue, les incrédules du 14 avril commençaient à se rendre compte que les ruches ne seraient pas trop spacieuses.

En juillet, nouvelle conférence sur la récolte, cette fois.

La conclusion de nos cinquante et quelques auditeurs a été celle-ci, que les ruches à cadres présentaient de très grands avantages pour la récolte, que le miel était pur, et la conservation des bâtisses assurée.

Dans cette journée ensoleillée du 20 juillet, les abeilles étaient d'une douceur surprenante. Les dames et les messieurs se pressaient autour des opérateurs, pour mieux saisir leurs explications, et pas une piqûre. Ils virent des ruches garnies de 20 cadres complets de couvain et de miel, et quelques-unes surmontées d'une calotte de 7 à 8 kilos. — Des ruches Layens ayant 16 cadres, dont quelques-uns pleins de miel et pesant bruts 6 kilos. Quel étonnement ! pour beaucoup, ne possédant que la ruche en paille, donnant beaucoup d'essaims, mais peu de miel.

Quelques apicultrices et apiculteurs ont voulu mettre la main à la pâte, suivant une expression vulgaire, et turbiner quelques cadres.

Le résultat de cette campagne, celui de nos conférences, prouvent une fois de plus le peu de justesse des critiques qui nous ont été adressées. Nous remercions nos auditeurs de 1884 de nous avoir témoigné tant de sympathie et encouragé par leur nombre à persévérer dans la voie que nous suivons.

En août, nous avons fait notre seconde récolte. Voici ce que nous avons obtenu de 16 ruches à cadres :

La ruche n° 1 (Layens) a donné 2 cadres pesant bruts 12 kil. Cette ruche a été peuplée en 1883 par du couvain et un trévas.

La ruche n° 3 a donné 11 cadres du poids moyen de 3 kil., soit 33 kil.

La ruche n° 5 (Layens), trévas et couvain de 1883, 5 cadres, poids brut 25 kil.

La ruche	n° 8	a donné	10	cadres,	poids brut	50 kil.
—	n° 9	—	1	—	—	3
—	n° 10	—	11	—	—	33
—	n° 12	—	5	—	—	15
—	n° 13	—	7	—	—	21
—	n° 14	—	8	—	—	24
—	n° 15	—	11	—	—	33
—	n° 16	—	3	—	—	9
—	n° 17	—	4	—	—	12
—	n° 18	—	8	—	—	24
—	n° 34	—	un grenier pesant net			15 kil.
—	n° 36	—		—	—	14

Cette dernière ruche a donné en outre une boîte de petits cadres de table pesant 4 kil. 500.

Ne tenant pas compte de ces deux dernières ruches, c'est donc un poids brut de 308 kil. que nous avons récolté.

Ces 308 kil. ont donné 223 kil. 700 de miel pur et marchand, soit 15 kil. 970 par ruche. Le prix de vente a été 1 fr. 80. Le produit a donc été par ruche de 28 fr. 74.

Nous devons ajouter qu'il n'y a pas une de nos colonies qui n'ait encore à ce jour toutes ses bâtisses et environ 20 kil. de miel pour provision d'hiver; qu'en outre, nous avons fait construire à chacune d'elles un nombre variable de rayons, et qui a encore diminué la récolte.

En résumé, ce résultat prouve une fois de plus l'inanité des objections faites par les fixistes aux apiculteurs mobilistes. Repoussés jusque dans leurs derniers retranchements, ils reprochaient aux mobilistes de ne pas leur donner de chiffres; cette fois nous les avons, ils ont été contrôlés par un grand nombre de personnes. Jusqu'ici nous étions personnellement dans la période d'études, et pour cause, traité d'ignorant; nous avions le devoir de nous instruire. — En 1882, nous construisions quelques ruches à cadres; en 1883, nous en augmentions le nombre et en agrandissions la capacité. Nous les avons peuplées et, en 1884, nous récoltons pour 28 fr. 74 de miel marchand et *vendu* pour une ruche de 20 fr.; et nous comptons faire plus encore dans l'avenir.

En présence de ces résultats, les apiculteurs intelligents n'hésitent pas à acheter une ruche à cadres, de même que beaucoup d'agriculteurs se procurent une moissonneuse plus coûteuse cependant que l'antique faucille.

Bon nombre de ruches à cadres existent déjà dans l'Aube; nous en verrons plus encore dans peu de temps.

Hier, 22 août, nous avons fait, en compagnie de notre père, notre première visite d'automne. Il y a un mois que nous n'avions regardé nos colonies, nos occupations nous ayant tenu loin de notre rucher.

A notre grande satisfaction, pas une de nos ruches à cadres

orphelines, toutes possèdent du magnifique couvain et une ponte splendide, toutes ont de 20 à 30 kil. de provisions, tous les rayons turbinés sont secs et réparés. — Seuls, nos quelques essaims de l'année sont dépourvus de provisions, comme l'étaient d'ailleurs leurs aînés de 1883 ; ils ont cependant sur ces derniers l'avantage d'avoir plus de bâtisses et de fortes populations. En résumé, il nous faudra les nourrir. Voilà encore une fois le résultat de l'essaimage ; il n'est pas encourageant.

Aujourd'hui, 23 août, nous venons de jeter un coup-d'œil sur nos ruches de l'Ecole normale.

Ici encore les essaims manquent de provisions. Quant aux ruches non essaimées, elles nous ont donné une récolte que nous considérons comme bonne, pour la localité. Une d'elles nous a donné 12 kil. de miel extrait, une autre un grenier de 10 kil. nets.

Voilà, en quelques mots, quelle a été la campagne apicole pendant l'été 1884 ; voilà ce qu'ont fourni les ruches admirées par des apiculteurs sérieux, ne se contentant pas seulement de mots, mais voulant des faits, des résultats. Les résultats, les voilà.

LA CULTURE DU BLÉ AUX ENGRAIS CHIMIQUES

Dans un article paru dans un précédent *Bulletin*, nous rendions compte des résultats que nous avions obtenus dans la culture comparative de plusieurs variétés de blé, et nous terminions en annonçant que, prochainement, nous donnerions ceux fournis par la culture en plein champ aux engrais chimiques.

Nous venons aujourd'hui tenir notre promesse.

Donnons d'abord quelques indications générales.

La variété de blé cultivée a été le Bordeaux, ou inversable, bien connue maintenant. Deux terres de différentes natures ont été ensemencées avec cette variété. L'une, située sur le plateau de Montgueux, se compose d'un mélange d'argile, de sable et de beaucoup de silex : c'est une sorte de limon rouge, passant dans le pays pour un mauvais sol. L'autre, est une terre calcaire blanche, très légère dans sa plus grande partie, un peu marneuse en bas, car la pièce est inclinée du nord au sud. Cette terre est plus médiocre encore que la première ; au dire de certains cultivateurs, elle ne mérite pas sa culture. C'est une erreur, il suffit de savoir la traiter. Aux environs, il y a une pièce de maigres sapins et des terres de très faible produit.

Le limon rouge est un terrain demandant du calcaire et de l'acide phosphorique. Ceci ressort clairement de l'analyse du sol faite par les engrais, ainsi que nous le verrons dans un autre article.

L'autre, le sol calcaire, demande beaucoup de potasse et aussi de l'acide phosphorique.

Le premier avait porté, en 1883, une récolte de betteraves qui, pour 18 ares, a été de 10,188 kilog. correspondant, à l'hectare, à 56,600 kilog. (Voir le *Bulletin* n° 109, janvier 1884.)

Le second a fourni, la même année, une récolte de diverses variétés de pommes de terre, parmi lesquelles la Magnum bonum a donné un très fort produit que nous ne pouvons chiffrer, les pesées n'ayant pas été faites.

Aussitôt l'arrachage des racines et des tubercules, nous avons fait donner un bon trait de scarificateur.

Le 10 novembre nous faisions semer la terre rouge, et le 14 la terre blanche.

La quantité de semenee a été par hectare de 200 kilog.

La semaille fut faite à la volée et recouverte par un léger

labour qui, avec la semence, enfouissait l'engrais suivant, pour un hectare :

1° 500 kilog. de superphosphate à 10 % d'acide phosphorique assimilable que nous avions payé, rendu à domicile, 12 francs les 100 kilog.;

2° 90 kilog. de nitrate de soude à 15 % d'azote dont le prix était de 35 fr. les 100 kilog.

Le mélange de ces deux matières premières formait, en somme, un phospho-guano nitrique apportant par hectare :

1° 13 kilog. 500 d'azote;

2° 50 — d'acide phosphorique assimilable.

Telle a été la fumure d'automne.

Au printemps, au commencement de mars, nous avons fait semer à nouveau en couverture :

1° 100 kilog. de nitrate de soude, achetés au Syndicat au prix de 26 fr., auxquels il faut ajouter 1 fr. 25 de faux frais, soit 27 fr. 25;

2° 100 kilog. de chlorure de potassium à 21f les 100 kil., plus 1 fr. 25, soit 22 fr. 25.

Cet engrais de printemps a donc apporté :

1° 15 kilog. d'azote nitrique;

2° 50 kilog. de potasse.

L'engrais répandu en terre rouge a été enterré par deux traits de herse de fer. Nous allons expliquer ci-après la raison de ce hersage énergique. Résumons avant, sous forme de tableau, la quantité d'engrais employée.

Matières premières		Quantité	Azote	Acide phosphorique	Potasse
A l'automne	Nitrade de soude.....	90k	13k5		
	Superphosphate.......	500		50k	
Au printemps	Nitrade de soude.....	100	15 »		
	Chlorure de potassium.	100			50
	Total.........	790k	28k5	50k	50k

La quantité d'azote a été inférieure à celle recommandée par M. de Mauroy, notre savant collègue.

Nous disions que le champ en terre rouge avait reçu deux traits de herse de fer. Le sol, ensemencé par l'humidité et n'ayant pas subi l'influence des gelées, s'était fortement durci. Le nitrate de soude avait peut-être contribué quelque peu aussi à cette reprise du sol. Nous penchons maintenant légèrement vers cette opinion : qu'en terre argileuse, à l'automne, le sulfate d'ammoniaque doit être préférable au nitrate de soude. Des expériences comparatives éclairciront nos doutes. — En terres calcaires, à l'automne comme au printemps, le nitrate nous a toujours donné de bons résultats.

A part l'échardonnage, aucun travail n'a été fait pendant la végétation.

Arrivons maintenant au rendement.

En terre rouge, nous avons récolté, par hectare, 2,558 kil. de grain marchand parfaitement propre, qu'un grand nombre de nos collègues du Comice ont vu à la maison.

En terre blanche, le rendement a été de 2,802 kilog.

Le double-décalitre du blé provenant de la terre calcaire dépassait 16 kilog.

Si nous évaluons la récolte du grain en argent, en nous basant sur le cours de ce jour, 20 fr. 50, nous trouvons que le produit brut à l'hectare est de 524 fr. 40 pour la terre rouge, et de 574 fr. 40 pour la terre calcaire.

Si nous déduisons la valeur des engrais, qui, par hectare, est de :

1° 509 kilog. superphosphate à 100, à 12 fr. . .	60 fr.	»
2° 90 — nitrate de soude à 35 fr.	31	50
3° 100 — — à 27 fr. 25.	27	25
4° 100 — chlorure de potassium à 22 fr. 25	22	25
	141	»

il nous reste pour les autres frais et le bénéfice une somme de 383 fr. 40 pour la terre rouge, et de 433 fr. 40 pour la terre calcaire. A ces chiffres, il conviendrait d'ajouter la valeur de la paille.

Nous n'entrerons pas dans de plus grands détails; inutile d'évaluer les frais de labours, de hersage, de semaille, etc... Ces frais, variant avec les pays, n'intéresseraient guère nos lecteurs.

Ce que nous désirons, en publiant cet article, c'est montrer le produit que peuvent fournir les engrais bien employés; ils permettent d'augmenter les rendements dans des sols médiocres dans de grandes proportions et sans grands frais. Ces frais se trouvent d'ailleurs abaissés aujourd'hui par l'achat des engrais par notre Syndicat à des prix que nous ne pouvions espérer ; certes, nous devons au Président si dévoué du Syndicat un juste tribut de reconnaissance, car il est la cause première de cet abaissement de prix.

En résumé, les chiffres ci-dessus prouvent que, lorsque le cultivateur sait dépenser à propos, il obtient un juste bénéfice, et que ceux qui prétendent que, parce que le prix du blé est inférieur, il ne faut pas acheter d'engrais, sont dans l'erreur, car, avec le fumier seul, ils n'obtiennent que de faibles produits, payant à peine leurs débours.

LES ENGRAIS PHOSPHATÉS. — LEUR ACTION

On a discuté longtemps pour savoir s'il était préférable de répandre sur le sol des phosphates à acide phosphorique soluble dans l'eau, dans le citrate, ou insoluble. Aujourd'hui encore, on rencontre quelques personnes qui soutiennent que l'acide phosphorique soluble dans l'eau doit être payé plus cher que le rétrograde, ou plutôt que le soluble dans le citrate. Sans doute la fabrication de l'acide phosphorique soluble est compliquée; mais est-ce une raison pour que son prix soit plus élevé? Si celui qui l'emploie n'en retire pas un effet supérieur, il ne doit le payer plus cher.

Théoriquement, la diffusion de l'acide phosphorique soluble, dans le sol, doit être plus complète, et il devrait, par conséquent, agir plus énergiquement, se trouvant mieux à la porté des racines. Pratiquement, il n'en est pas ainsi : c'est que, aussitôt que par suite des pluies l'acide phosphorique est descendu dans les couches supérieures du sol, il se combine avec le fer et la chaux pour former du phosphate insoluble. C'est donc, en somme, comme si l'on avait ajouter au sol de ce dernier phosphate. Les faits, d'ailleurs, sont là, patents et tellement évidents, qu'aujourd'hui la culture n'achète plus qu'au titre d'acide phosphorique soluble au citrate alcalin et à froid et non soluble dans l'eau.

Dans le cours de l'année 1884, nous avons répétés les essais que nous avions faits en 1883. (Voir le *Bulletin* n° 106, page 146.)

Cette fois, notre essai a porté sur de l'avoine de Pays, semée après avoine de Hongrie, obtenue en 1883, sur un défrichement de luzerne de trois ans [1]. Chaque carré était de 50 mètres, séparés du voisin par un chemin de 1m 50.

Voici quels ont été les engrais apportés :

Parcelle n° 1. — Essai de l'action de l'*acide phosphorique rétrogradé* (soluble dans le citrate et non dans l'eau).

3 kil. de superphosphate épuisé, contenant :

5 °/₀ acide ph. rétrogradé	0k150
10 °/₀ acide ph. insoluble	0 300
	0 450
46 °/₀ de sulfate de chaux hydraté..........	1k380

[1] En opérant de cette façon, nos essais devaient être plus concluants, la fertilité ayant dû être uniformisée par la première récolte.

Parcelle n° 2. — Essai de l'action de l'*acide phosphorique soluble dans l'eau.*

1er PAQUET.

1 kil. 250 superphosphate Chilton (12 °/₀), contenant :

Acide phosphorique soluble..................	0k 150
Acide phosphorique insoluble................	0 025

2e PAQUET.

1 kil. 200 phosphate des nodules à 23 °/₀ :

Acide phosphorique insoluble...............	0 275
	0k 450

0 kil. 520 de plâtre correspondant à :

Sulfate de chaux hydraté......................	0k 693
id. contenu dans le superphosphate.	0 687
	1k 380

Parcelle n° 3. — Essai de l'action de l'*acide phosphorique insoluble* dans l'eau et le citrate.

1er PAQUET.

1 kil. 955 phosphate des nodules à 23 °/₀, contenant :

Acide phosphorique insoluble..............	0k 450

2e PAQUET.

1 kil. 040 de plâtre, correspondant à :

Sulfate de chaux hydraté...................	1k 380

Dans ces trois séries d'expériences, le sol a reçu exactement les mêmes doses d'acide phosphorique, soit 0m 450 pour un demi-are. Les paquets des différents produits n'ont été mélangés qu'au moment de l'emploi, afin d'éviter les réactions qui auraient pu se produire.

On a répandu, en outre, 2 kil. 500 de nitrate de soude, apportant 0 kil. 375 d'azote, et 0 kil. 900 de chlorure de potassium fournissant 0 kil. 450 de potasse.

Avant que de compléter la description de notre champ d'expériences, donnons ici le résultat fourni par ces trois carrés d'essais :

	Grain	Paille	Déchet
Parcelle n° 1. — Ac. ph. rétrogradé.	9k »	12k000	1k200
Parcelle n° 2. — Ac. ph. soluble....	8 700	12 300	1 200
Parcelle n° 3. — Ac. ph. insoluble..	8 700	12 700	1 800

Ce tableau démontre que, dans notre essai, l'acide phosphorique insoluble s'est montré aussi efficace que le soluble dans l'eau. Le rétrogradé a fourni un rendement qui rapporte, à l'hectare, 60 kil., quantité minime dont il n'y a pas lieu de tenir compte, ce supplément pouvant être dû à la composition du sol.

En 1883, le résultat était analogue. Nous pourrions donc conclure, dès aujourd'hui, que le phosphate fossile peut remplacer avantageusement, *dans notre sol du moins*, le superphosphate. Nous voudrions voir entreprendre sur plusieurs points de l'Aube des essais analogues, afin d'élucider complètement la question.

A côté de ces trois parcelles s'en trouvaient trois autres, sur lesquelles nous avons employé les engrais suivants :

Parcelle n° 4. — Essai de l'action de l'*acide phosphorique à l'état bicalcique* (phosphate précité.)

1er PAQUET.

0 kil. 517 de ph. précipité à 29 %, contenant :

Ac. ph. à l'état de phosphate bicalcique.......	0k150
Ac. phosphorique insoluble.................	0 036

2e PAQUET.

1 kil. 150 phosphate des nodules à 23 %, contenant :

Acide phosphorique insoluble..............	0 264
	0k450

1 kil. 040 plâtre, correspondant à :

Sulfate de chaux hydraté.................	1k380

Parcelle n° 5. — Essai de l'action de l'*acide phosphorique de phospho-guano.*

3 kil. de phospho-guano contenant :

Acide phosphorique soluble.	0k450
Azote	0 090

Parcelle n° 6. — Aucun engrais.

Ces trois dernières parcelles ont fourni les rendements suivants :

	Grain	Paille	Déchet
Parcelle n° 4. — Phosphate précipité. .	8k300	13k500	1k600
Parcelle n° 5. — Phospho-guano.	10 600	14 800	1 100
Parcelle n° 6. — Rien.	6 500	10 000	1 »

Si nous rapportons les chiffres exprimant le rendement en grain, à la superficie d'un hectare, nous trouvons que les parcelles ont rendu sur le taux de :

N° 1. — Ac. ph. rétrogradé.	1.800 kil.
N° 2. — Ac. ph. soluble.	1.740
N° 2. — Ac. ph. insoluble	1.740
N° 4. — Phosphate précipité.	1.660
N° 5. — Phospho-guano.	2.120
N° 6. — Sans engrais.	1.320

Le sol sur lequel nous avons opéré est riche en acide phosphorique, et il n'est donc pas étonnant que les différences qui existent entre le rendement des différentes parcelles soient peu accusées, mais bien que les résultats ne soient pas bien tranchés l'enseignement qui en ressort est celui-ci : que l'acide phosphorique insoluble a le même effet, ou à peu près, que le soluble et le rétrogradé : c'était déjà notre conclusion en 1883. Nous parlons de notre sol, sans vouloir généraliser nos résultats,

---

L'ENSEIGNEMENT DES CHAMPS D'EXPÉRIENCES

Il y a longtemps déjà que M. G. Ville a conseillé de recourir à l'analyse du sol par les engrais, pour en connaître la composition et savoir, pour ainsi dire, l'état plus ou moins efficace des éléments fertilisants que la terre renferme. Ce mode de faire a, sur l'analyse chimique, l'avantage de renseigner complètement le cultivateur. Celui-ci peut ensuite, sans dépense inutile, apporter les éléments dont le sol a besoin. L'analyse chimique nous indique la quotité d'éléments fertilisants que renferme le sol, mais non leur état; or, un sol peut contenir beaucoup de potasse, par exemple; mais cette base, engagée dans des combinaisons stables, n'a aucune utilité pour les plantes, et c'est ce qui explique comment une petite quantité de potasse soluble, répandue sur le sol, fait un effet beaucoup plus considérable que le quantum élevé que renferme souvent la terre arable.

Nous savons bien qu'il est souvent difficile à un petit cultivateur de recourir à leur enseignement, à cause de la division de sa propriété, et surtout aussi parce que le temps manque au moment de la moisson, pour peser la récolte, terme final et obligatoire de tous les essais agricoles. Cependant, il faut bien le dire, certains pourraient suivre la marche tracée par M. Ville, et rendre ainsi service, non-seulement à eux-mêmes, mais aussi à ceux qui les entourent.

Quoi qu'il en soit, voici les résultats que nous-même avons obtenus en 1883, en faisant un essai de ce genre sur une terre silico-argileuse, ensemencée en avoine de pays.

A l'aide de petits piquets, nous avons délimité cinq parcelles de un demi-are chacune, séparées par un sentier de 1m 50.

Sur la première parcelle, nous avons semé un engrais complet apportant, par conséquent, l'azote, l'acide phosphorique, la potasse et la chaux, en quantité suffisante pour produire une abondante récolte.

Sur la seconde parcelle, nous avons semé un engrais, sans acide phosphorique;

Sur la troisième, un engrais sans potasse;

Sur la quatrième, un engrais sans azote;

Sur la cinquième, nous n'avons rien répandu, afin d'avoir un terme de comparaison.

Sans entrer dans de plus grands détails, nous dirons que la fumure de chacun des carrés était calculée sur les bases ci-après : Par hectare : 20 kil. d'azote, 40 kil. d'acide phosphorique, et 50 kil. de potasse.

Voici les résultats obtenus :

	GRAIN	PAILLE	DÉCHET
1re *parcelle.* — Engrais complet....	10k600	15k900	1k100
2e *parcelle.* — Engrais sans acide phosphorique..............	9.900	14.900	0.900
3e *parcelle.* — Engrais sans potasse.	8.100	14.100	1.400
4e *parcelle.* — Engrais sans azote..	9.100	13.600	1.000
5e *parcelle.* — Sans engrais.......	6.500	11.000	1.000

Il résulte de la comparaison de ces chiffres que la suppression de l'acide phosphorique n'a pas une grande influence, puisque dans la pareelle n° 2 le rendement est inférieur, seulement de 0k 700 pour le grain, et de 1k pour la paille à celui du n° 1; donc, le sol est pourvu d'acide phosphorique assimilable

La suppression de la potasse a une influence plus grande, se traduisant par un manque de récolte de 2k 500 pour le grain et de 1k 800 pour la paille; donc, le sol manque de potasse.

L'enlèvement de l'azote n'a pas modifié les résultats d'une façon bien sensible, car le rendement est inférieur de 1k 500 pour le grain et de 2k 300 pour la paille. Cependant, ces chiffres prouvent que l'azote était encore utile, surtout pour le développement de la paille.

Enfin, le dernier carré permet de constater que tous les engrais ont été efficaces, bien que le sol ait encore une certaine fertilité.

CULTURE EXPÉRIMENTALE DE 11 VARIÉTÉS DE POMMES DE TERRE

En 1884, comme les années précédentes, nous avons continué à cultiver, comparativement, les variétés de pommes de terre de grande culture, dont les noms sont connus des lecteurs du *Bulletin*. Nous venons encore une fois rendre compte des résultats que nous avons obtenus.

Le sol où eut lieu la culture est un sol calcaire assez maigre, enrichi au moyen d'engrais chimiques dont voici d'ailleurs la formule :

Nitrate de soude................	260 k^os
Superphosphate à 20°............	250 —
Chlorure de potassium...........	100 —

Nous ne rechercherons pas si cet engrais était le plus convenable. Qu'il nous suffise de dire que les pommes de terre étaient utilisées comme culture séparative d'autres plantes auxquelles l'engrais était destiné.

La plantation a été faite régulièrement à la bêche, par lignes séparées de 0^m50, les pieds étant 0^m30 sur la ligne. Rien de particulier à signaler pendant la saison, si ce n'est l'extrême sécheresse qui a diminué beaucoup le rendement.

Voici d'ailleurs les résultats obtenus :

	RENDEMENT A L'HECTARE
Magnum bonum	17.640 k
Merveille d'Amérique	16.240
Seguin	15.600
Van-der-Wer	14.840
Champion	14.360
Ségonzac	14.200
Farineuse rouge	12.520
Violette	10.900
Chardon	10.670
Bresse S.-Prolific	8.440
Early rose	8.400

En 1880 et 1881, nous avons publié au Bulletin les résultats que nous avions obtenus. Qu'il nous soit permis de les rappeler ici, du rapprochement le lecteur pourra tirer quelques conclusions :

NOMS DES VARIÉTÉS	RENDEMENT en 1880	RENDEMENT en 1881	RENDEMENT en 1884
Magnum bonum	28.635	19.464	17.640
Merveille d'Amérique	27.893	21.560	16.240
Seguin	48.214	27.126	15.600
Van-der-Wer	58.034	27.871	14.840
Champion	29.465	11.326	14.360
Ségonzac	34.037	18.484	14.200
Farineuse rouge	32.500	16.956	12.520
Violette	»	»	10.900
Chardon	35.356	30.405	10.670
Bresse S.-Prolific	27.384	8.040	8.440
Early rose	40.308	19.883	8.400

Il ressort de ce tableau que, bien que le rendement en 1884 ait été très inférieur, les variétés qui, en 1880 et 1881, s'étaient montrées très productives, ont conservé leur supériorité.

Le rendement minime d'Early rose indique l'influence fâcheuse des printemps secs sur les variétés hâtives.

Cette année, tous les tubercules étaient sains, même ceux de Violette, qui, d'habitude, sont plus ou moins altérés.

Dans le tableau ci-dessous, nous donnons le résultat d'expériences que nous avons entreprises pour déterminer la qualité de chaque espèce. Nous nous sommes contenté de doser : l'eau, la matière sèche et la fécule, la valeur nutritive d'une plante dépendant principalement de son taux de substances sèches.

NOMS DES VARIÉTÉS	DENSITÉ	EAU	SUBSTANCE SÈCHE	FÉCULE
Bresse S.-Prolific	1106	74.20	25.20	19.40
Ségonzac	1105	75.00	25.00	19.20
Merveille d'Amérique.	1104	75.20	24.80	19.00
Violette	1104	75.20	24.80	19.00
Chardon	1104	75.20	24.80	19.00
Champion	1103	75.40	24 60	18.30
Magnum bonum	1099	76.30	23.70	17.90
Early rose	1097	76.70	23.30	17.50
Farineuse rouge	1095	77.10	22.90	17.10
Van-der-Weer	1090	78.20	21.80	16.00
Seguin	1085	79.30	20.70	14.90

Tel a été le résultat de nos recherches en 1884. Nous nous proposons de continuer nos études, en adjoignant cette année de nouvelles variétés à celles ci-dessus indiquées.

L'ANNÉE APICOLE

Aux Ruchers-Ecoles de Montgueux et de l'Ecole Normale de Troyes.

L'année dernière, en octobre, nous rendions compte des résultats que nous avions obtenus dans notre rucher, avec le modèle de ruches à cadres que nous cherchons à propager dans l'Aube et qui, chaque jour, fait des prosélites nouveaux.

Dans le cours de la campagne qui vient de s'écouler, nous avons fait, à Montgueux, deux conférences sur l'apiculture, conférences suivies, comme toujours, de démonstrations pratiques : toutes deux avaient attiré bon nombre d'auditeurs.

Nos soins ont été répartis cette année sur 72 ruches à cadres de modèles divers et 26 ruches en paille, soit au total 98.

Au rucher de l'Ecole normale d'instituteurs, nous possédons : 1 ruche Layens, 1 Dadant, 1 à 10 cadres de 9 décimètres de surface, 1 à 20 cadres de mêmes dimensions, 2 Deciry ou de Cœuvres, 2 à cadres de 11 décimètres, et 2 ruches en paille à hausses.

A Montgueux, nous avons : 23 ruches à cadres de 9 décimètres, 11 Layens et 24 ruches en paille.

A Linçon, commune de Saint-Germain, nous conduisons 30 ruches à cadres de 9 décimètres.

Voici comment se répartit notre récolte de l'Ecole normale qui s'est élevée au total à 72 kilogrammes :

Ruche Layens..............................	25 k
Ruche à 10 cadres de 9 décimètres, un grenier, net,	15
Ruche — —	15
Ruche Deciry, un grenier, net.................	12
Ruche — une boîte de petits cadres, net......	5

La ruche Dadant, peuplée d'un essaim secondaire d'italiennes, n'a fait que 8 cadres de bâtisse et ramassé ses provisions.

Une ruche à 10 cadres de 11 décimètres ne nous a rien donné par suite du peu de développement de la population. L'autre nous a fourni deux essaims, à la suite desquels elle est devenue orpheline. Aujourd'hui, elle est peuplée de chypriotes venant de chez M. Maurice Bellot, de Chaource.

Nos ruches en paille ne nous ont donné ni essaims, ni miel. Nous aurions pu cependant récolter l'une d'elles.

23 kilog. du miel extrait à la turbine, devant les élèves, ont été remis à l'infirmerie, et le grenier de 12 kilog. a été consommé par le personnel de la maison.

En résumé, nous considérons le produit de notre rucher de l'Ecole normale comme satisfaisant, vu l'emplacement et les nécessités de l'enseignement.

Ce rucher, situé à Troyes même (faubourg Saint-Jacques), est à la portée des apiculteurs qui désirent se rendre compte *de visu* de la valeur des ruches à cadres. Plusieurs sont déjà venus cette année le visiter. Nous sommes heureux de pouvoir dire ici que nous nous mettons à la disposition de ceux qui auraient l'intention de l'examiner. La variété des ruches et des abeilles en font un sérieux et véritable rucher-école.

A Montgueux, notre récolte s'est élevée à 337 kil. de miel extrait et épuré pour le rucher du Croc-Rouge, et de 90 kil. pour le rucher du clos Sainte-Sophie ; au total, 427 kil.

Nous ne donnerons pas le détail de ce chiffre, nous nous contenterons seulement de citer les rendements les plus élevés. Dans le rucher du Croc-Rouge :

Le nº 1, ruche Layens, a fourni.............	40k	500
Le nº 2, — —	27	»
Le nº 4, ruche Layens peuplée en avril par une ruche en paille transvasée.	27	»
Le nº 5, — — —	36	»
Le nº 8, — — —	22	5
Le nº 9, — — —	13	5
Le nº 11, — — —	13	»

Les dernières ruches Layens ont été peuplées par des transvasements complets de ruches en paille ayant reçu des essaims en 1883 et 1884 et qui, jusqu'à ce jour, ne nous avaient rien produit. Las de soigner des non-valeurs, nous avons résolu en mars de les transvaser, ce que nous avons fait en avril et, grâce à l'emploi de rayons gaufrés nous avons pu, cet été obtenir, outre des bâtisses, une récolte de miel qui couvre déjà une partie de la valeur de nos ruches.

Nous avons opéré de même des transvasements à Vallant-Saint-Georges, chez M. Moriat, et aux Grandes-Chapelles chez M. Clément-Collet, et le résultat est de même des plus satisfaisants.

Ce procédé de peuplement de ruches à cadres devient pour nous l'un des meilleurs.

Dans nos ruches à 20 cadres de 9 décimètres de surface, nous avons obtenu du :

N° 2	....	net...	20k	»
N° 5,	cadres et grenier........	—	21	»
N° 14,	—	—	17	500
N° 15,	cadre et grenier........	—	21	500
N° 15bis	—	—	24	»
N° 3,	—	—	22	»
N° 13,	....	—	12	500
N° 8,	....	—	15	»

Si l'on compare ces rendements à ceux donnés précédemment pour les Layens, on constate que les grandes ruches (Layens) ont donné des produits bien supérieurs aux ruches à rayons de 9 décimètres.

Nous avions déjà remarqué ce fait en 1884 ; aussi, dès l'hiver dernier, avions-nous construit quelques greniers, que nous avons placé en temps convenable sur les nos 3, 5, 15 et 15bis. Malgré cela, le rendement n'a pas été aussi bon que dans les ruches à cadres de grandes dimensions. La ponte de la mère sur des petits cadres se trouve ralentie ; de là, faiblesse relative de population et rendement peu élevé.

Au rucher de Linçon nous avons obtenu, pour 16 ruches, 183 kilog. de miel extrait. 2 ne nous ont rien donné, et 12 ont été peuplées d'essaims et de trévas avant la seconde floraison, ce qui porte le nombre des ruches à 30.

Le rendement pour 16 ruches ayant été de 183 kilog., la moyenne par ruche est de 11 kilog. 480 gr. environ.

Nos lecteurs pourront s'étonner de nous voir faire des essaims aussi tardivement. Nous reviendrons en temps utile sur l'essaimage après la récolte principale. Qu'il nous suffise de dire que nos essaims de cette année sont bons, grâce à la bâtisse et aux provisions mises en réserve que nous avons pu leur donner.

Telle a été la récolte pour nous en 1885. Elle est satisfaisante; et, au cours très bas des miels à ce moment, elle donne encore de beaux résultats pécuniaires.

En terminant ce court compte-rendu, nous faisons de nouveau appel aux apiculteurs hésitants. Qu'ils viennent visiter notre rucher de l'Ecole normale, et je crois qu'ils se retireront satisfaits de ce qu'ils auront vu.

RENDEMENTS DE QUELQUES VARIÉTÉS DE BLÉ

Dans le courant de l'année 1884-85, nous avons répété les expériences que nous poursuivons depuis plusieurs années sur quelques blés, afin de nous rendre compte des qualités et des défauts qu'ils présentent.

L'année dernière, nous opérions sur les blés de Noé, Victoria, Aleph, Dattel, Lamed et Bordeaux; cette année, nous y avions joint le Sheriff-square kead, et le blé Hallett. — Nous renvoyons le lecteur au *Bulletin* du Comice, n° 118, où il trouvera le détail concernant la récolte de 1884.

Le champ que nous avons choisi est situé sur la côte de Montgueux, lieu dit les Chèvres; il est exposé au sud-est, et présente une pente rapide. Chaque variété était cultivée dans ce champ sur une bande partant du sommet de la pente et atteignant le bas; toutes étaient dans des conditions identiquea.

Le sol est calcaro-siliceux. Le calcaire y domine, en effet, ainsi que le prouve l'analyse du sol.

Analyse mécanique.

	Par 100 k
Terre fine	56k 700
Terre moyenne	9 500
Petits cailloux	11 200
Gros cailloux	22 600
Total	100 »

Les cailloux, petits et gros, sont pour la plus grande partie calcaires, et pour l'autre siliceux.

L'analyse physico-chimique nous a donné les chiffres suivants :

Analyse physico-chimique.

	Pour 100 k
Allumine et fer	1k 40
Calcaire	58 04
Sable	21 07
Argile	12 27
Matière noire	»

La matière noire n'a pas été dosée. La proportion doit en être fort minime.

Cette analyse classe le sol de notre champ d'essai dans les terrains calcaro-siliceux, alors qu'à l'aspect tout cultivateur le classerait dans les calcaro-argileux. Ce fait montre l'utilité de l'analyse physico-chimique pour la connaissance exacte d'un sol relativement à ses propriétés physiques. Nous sommes donc sur un sol de Champagne.

L'analyse chimique suivante nous donne maintenant les renseignements nécessaires pour connaître la fertilité de la terre.

Analyse chimique.

	Pour 100 k
Acide phosphorique........	0k 196
Potasse..................	0 557
Magnésie................	0 980
Azote....................	0 193
Chaux....................	32 550

Ce champ doit en grande partie sa fertilité à la culture qui l'a précédée. Nous avions, en effet, planté des pommes de terre Early rose avec bonne fumure au fumier de ferme et un engrais composé par hectare de :

250 k nitrate de potasse apportant 32 k 400 d'azote et 110k de potasse;

400 k de superphosphate dosant 56 k d'acide phosphorique soluble au citrate.

Le printemps ayant été fort sec, l'Early rose, pomme de terre hâtive, donna un faible rendement; l'engrais non épuisé restait donc dans le sol.

Les pommes de terre récoltées, le champ fut immédiatement labouré et hersé, et on n'y revint que pour l'ensemencement du blé.

A ce moment nous répandîmes, avant de semer, 200 kil. de superphosphate de la Société l'Azotine, dosant 14 °/₀ d'acide phosphorique soluble au citrate, soit 28 kilos d'acide phosphorique. C'était le 4 novembre 1884.

Le semis des variétés de blé se fit par bandes parallèles au moyen du semoir provençal, que nous avons fait connaître antérieurement aux lecteurs de ce *Bulletin*. Deux cents kilos de semence furent enterrés à une profondeur de 0m 05 environ.

Nos essais portaient sur une surface de deux ares pour chaque variété.

Au printemps, fin février, nous répandîmes en couverture un mélange de 100 kilos de nitrate de soude et de 100 kilos de chlorure de potassium.

La végétation n'a rien présenté de particulier.

La maturité s'étant faite pendant une absence que nous fîmes, nous ne pûmes constater les différences que présentèrent à ce point de vue nos blés.

La moisson, faite dans de bonnes conditions, a permis de rentrer les blés fort secs. Voici les résultats qui ont été rigoureusement constatés :

Rendements à l'hectare.

NOMS DES VARIÉTÉS	GERBES	POIDS BRUT	GRAIN	POIDS de l'hectolitre	HECTOLITRES	PAILLE	DÉCHET Menue paille etc.
Aleph........	3100	12192k	4038k	77k 5	52	5615k	2559k
Bordeaux	2800	9615	3692	80 »	46	5076	847
Dattel	2800	9769	3153	77 5	40	5076	1540
Hallett.......	2461	8384	3269	80 »	40	4384	731
Lamed	2384	9192	3230	80 »	40	4923	1039
Noé (bleu) ...	2076	7769	2961	80 »	37	3730	1078
Shériff.......	2554	8073	3246	80 »	40	4242	585
Victoria......	2000	7615	2461	78 5	31	3538	1616

En 1883-1884 nos blés étaient classés dans l'ordre suivant :

1° Le blé Dattel avec un rendement de 48 hectolit.
2° — Noé — 44 — 50 lit.
3° — Victoria — 47 — 50
4° — Lamed — 40 — 15
5° — Aleph — 42 — 30
6° — Bordeaux — 41 — 29

Le classement se trouve cette année modifié. Le Dattel, tombé au troisième rang, serait certainement encore le premier, si un accident grave ne l'avait atteint.

Afin de contrôler la résistance à la carie des différentes variétés que nous possédons, nous ne les avions pas soumis, au moment de la semaille, au vitriolage. Le Dattel a été fortement carié, son rendement en a beaucoup souffert. Mais nous le répétons, nous le considérons comme le meilleur de nos blés.

L'Aleph nous a donné un rendement extraordinaire, auquel nous étions loin de nous attendre. Une nouvelle expérience est nécessaire pour se prononcer sur sa valeur.

Les lecteurs du *Bulletin* s'étonneront peut-être de voir certaines variétés donner en menue paille et en déchet des poids assez considérables. Cela tient à la machine que nous employons pour le battage et au feuillet plus ou moins abondant, suivant les variétés. Notre batteuse est une machine à dents, qui, comme toutes celles du même genre, prend la paille en bout et arrache complètement le feuillet.

D'autre part, certaines variétés riches en feuilles, comme le Sheriff, par exemple, donnent peu de menue paille, l'épi étant dur à battre.

En résumé, avec les variétés perfectionnées, nombreuses aujourd'hui, le cultivateur, après essais, prenant celles qui conviennent à son sol, et employant concurremment les engrais chimiques appropriés à la nature de son terrain, peut augmenter dans de très grandes proportions le produit de sa culture, et trouver encore une rémunération satisfaisante de ses peines et de ses avances.

Nous étudions maintenant les variétés de blé dont nous venons d'indiquer les rendements, au point de vue de leur valeur pour la meunerie et de l'épuisement qu'ils font subir au sol. C'est dire que prochainement nous nous proposons de compléter cet article.

CULTURE COMPARATIVE DE CINQ VARIÉTÉS DE BETTERAVES

Bans le *Bulletin* n° 109 de janvier 1883, nous rendions compte des résultats que nous avions obtenus dans la culture des betteraves fourragères.

Dans le cours de l'année 1884, nous avons renouvelé nos expériences sur les cinq variétés de betteraves suivantes :

Tankard, — *Intermédiaire*, — *Cœur-de-Bœuf*, — *Berkshire* et *Mammouth*.

Après avoir préparé le terrain par des labours profonds, des scarifiages et des hersages convenables, en avril nous semions ces cinq variétés au semoir.

Nous ne reviendrons pas cette année sur les labours, la fumure et autres travaux dont nous avons déjà entretenu les lecteurs du *Bulletin;* nous les renvoyons au numéro précédemment cité.

Le sol sur lequel fut fait notre essai appartient au terrain tertiaire. Il se compose d'un limon rouge renfermant beaucoup de silex, reposant sur une argile plastique jaune qui, elle-même, est appuyée sur la craie.

Pour 1.000, cette terre renferme :

Terre fine	0.489
Terre moyenne	0.107
Petits cailloux siliceux	0.121
Cailloux	0.283

L'analyse physico-chimique nous a fourni les résultats suivants :

Sable	6.090
Argile	22. 52
Carbonate de chaux	7. 67
Matière noire	0. 02

D'après ces chiffres, le terrain de notre champ d'essai doit être classé dans les sols silico-argileux.

Si ce n'était l'argile plastique sur lequel il repose, le sol arable serait d'assez bonne nature. Malheureusement l'argile le rend très humide en hiver et fort sec en été, car il manque de profondeur, et l'on ne peut lui en donner, la présence d'énormes silex s'y opposant.

Dans ce sol, nos cinq variétés de betteraves ont donné les rendements suivants :

Noms des variétés.	Rendement à l'hectare.
Tankard...............	33.300 kil.
Intermédiaire..........	33.300 »
Cœur-de-Bœuf.........	29.100 »
Berkshire.............	33.300 »
Mammouth...........	24.750 »

Voici la monographie des ces différentes variétés :

Tankard, racine demi-longue, obtuse, d'un beau jaune doré, feuilles larges, épaisses, avec nervures jaunes.

Intermédiaire, racine jaune, intermédiaire entre la variété Tankard et la globe du Berkshire; pousse hors de terre; obtenue par Sutton.

Cœur-de-Bœuf, amélioration de la globe jaune, plus pointue, beaucoup plus grosse, chair excessivement dure.

Berkshire, variété de la globe jaune.

Mammouth, rouge longue, hors de terre, portant peu de feuilles. Chair tendre, conservation médiocre.

Nous avons soumis après la récolte les différentes variétés à l'analyse, et nous avons trouvé les chiffres ci-dessous :

Composition des racines pour 100

Noms des variétés	Densité	Eau	Matières sèches	Sucre	Matières protéiques	Graisse	Cendres
Tankard........	1.015	87.32	12.68	7.61	1.137	0.0356	1.245
Intermédiaire....	1.014	88.60	11.40	6.50	1.456	0.054	1.030
Cœur-de-Bœuf...	1 020	85.90	14.02	8:67	1 585	0.035	1.536
Berkshire........	1.016	87.30	12.70	7.62	1.309	0.041	»
Mammouth	1.011	88.63	11.37	6.57	1.100	0.071	1.068

D'après les chiffres de ce tableau, nous voyons que si l'on ne tient pas compte du rendement, mais seulement de la qualité, les betteraves doivent être classées dans l'ordre suivant :

1° Cœur-de-Bœuf, sortie comme nous l'avons vu de la globe jaune ;
2° Berkshire, variété de globe jaune améliorée ;
3° Tankard doré ;
4° Intermédiaire ;
5° Mammouth.

D'après ce classement, le cultivateur, recherchant avant tout la qualité, devrait s'en tenir aux variétés de globe jaune. Mais il est un autre point de vue qu'il ne faut pas passer sous silence. C'est le rendement.

Le rendement doit fixer l'attention, soit comme produit brut à l'hectare, soit comme poids de matière sèche nutritive obtenue.

Pour nous, qui considérons la betterave non pas seulement au point de vue alimentaire, mais surtout comme adjuvant dans l'alimentation hivernale, nous attachons plus d'importance au produit brut qu'au poids de matière sèche.

Voici, indiqué dans les tableaux ci-dessous, le classement d'après ces deux ordres de valeur :

Tableau indiquant le classement d'après le poids brut.

Noms des variétés.	Produit brut à l'hectare.
Tankard.............	33.300 kil.
Intermédiaire..........	33.300 »
Cœur-de-Bœuf.........	29.100 »
Berkshire.............	33.309 »
Mammouth............	24.750 »

La faiblesse de ces rendements tient à la sécheresse de l'année 1884, qui a sévi très fortement sus le sol où étaient cultivées nos betteraves. La variété Mammouth a eu, en outre, à souffrir de la proximité d'un bois.

Tableau indiquant le classement d'après le poids de la matière sèche obtenue à l'hectare.

Noms des variétés.	Matière sèche.
Berkshire............	4.229 kil.
Tankard............	4.195 »
Cœur-de-Bœuf.........	4.079 »
Intermédiaire..........	3.792 »
Mammouth............	2.713 »

Ces résultats démontrent à l'évidence qu'entre deux variétés fournissant en poids brut à l'hectare le même rendement, le cultivateur doit rechercher celle fournissant le plus de matière sèche, qui constitue à elle seule la valeur alimentaire de la plante. C'est donc pour les racines fourragères la base véritable de classement. Si la betterave devait être donnée seule il y aurait encore lieu de rechercher la relation nutritive de chaque variété; mais cette étude ne présente aucune utilité pratique, la betterave étant toujours mélangée avec d'autres produits qui augmentent le pouvoir nutritif de la ration.

En résumé, s'il était possible de conclure sur la valeur relative de diverses variétés de plantes, après un premier essai, nous devrions classer au premier rang, comme produit brut : la Tankard, l'Intermédiaire et la Berkshire; et, comme produit en matière alimentaire à l'hectare, cette dernière variété. Mais il est nécessaire de renouveler l'expérience, avant que de se prononcer d'une façon définitive; c'est ce que nous ferons.

LA PRAIRIE GŒTZ

Quatre années d'essai

En 1881, dans le *Bulletin* n° 82 du Comice agricole, nous rendions compte de nos premiers essais sur la prairie Gœtz, prairie en terres sèches. Après avoir indiqué le mode de préparation du sol, les espèces de graminées choisies, le semis, etc., nous donnions la composition de l'engrais chimique employé, et enfin nous terminions en chiffrant les premiers résultats obtenus.

Depuis cette époque, trois années se sont écoulées, ce qui porte à quatre le nombre de récoltes obtenues sur notre pré.

Il nous a paru intéressant, après une semblable période, de résumer nos travaux, de formuler les résultats, et de faire l'étude chimique du sol et du fourrage, afin de voir dans quelles proportions nos engrais ont été utilisés.

Le sol, nous le rappelons, est fortement calcaire, sa profondeur normale est de 0.08 environ ; après le défoncement, elle a été portée à 0.40. Le sous-sol est plus riche encore en carbonate de chaux ; il repose sur des bancs de craie compacte et dure, employée quelquefois à la construction. L'ensemble appartient au terrain crétacé supérieur.

A défaut d'analyse chimique complète, nous pouvons cependant donner quelques renseignements précis sur la composition du sol et du sous-sol.

Analyse mécanique

	Dans 1 K°	A l'hectare pour une couche de 0m20 d'épaisseur
Terre fine	0.368	854.496
Terre moyenne	0.192	445.824
Petits cailloux	0.145	336.690
Cailloux	0.295	684.990

D'après les calculs précédents, la couche arable pèse 2.322.000 kilogrammes.

L'analyse physico-chimique du même sol nous fournit les chiffres suivants :

Analyse physico-chimique

	Dans 100 K°s de terre fine [1]	A l'hectare
Sable	21.71	504.106
Calcaire (C a O, C o²)	66.04	1.533.448
Argile pure	10.56	245.203
Matière noire	0.49	11.377
Matières solubles et pertes	1.20	

Telle est la composition physico-chimique du sol que nous étudions. Il ressort de cette analyse que le sol est éminemment calcaire. C'est un vrai sol de Champagne.

Examinons maintenant la composition du sous-sol :

Sous-Sol — Analyse mécanique.

	Dans 1 K°	A l'hectare pour une couche de 0m20 d'épaisseur
Terre fine	0.290	678.020
Terre moyenne	0.134	313.292
Petits cailloux	0.175	409.150
Cailloux	0.401	937.538

D'après ces chiffres, le sous-sol, simplement séché à l'air, pèse 2.338.000 kilogrammes.

L'analyse physico-chimique nous a donné les résultats suivants :

Analyse physico-chimique

	Dans 100 K°s de terre fine	A l'hectare
Sable	15.02	351.167
Calcaire	71.24	1.665.591
Argile pure	12.62	282.430
Matière noire	0.40	935
Matières et pertes	0.72	

[1] Séchée à 115°.

La comparaison des chiffres ci-dessus avec ceux obtenus dans l'analyse du sol arable, nous montre un sous-sol plus calcaire et en même temps plus argileux. La dose plus élevée d'argile provient certainement d'un défoncement ultérieur au nôtre, qui aura enfoui dans le sous-sol la partie qui, primitivement, formait le sol. L'examen des fouilles que nous avons faites ne nous laisse aucun doute à cet égard.

L'analyse chimique du sol arable n'a pas été faite lors de la création de notre prairie, nous sommes donc dans l'impossibilité de donner sur sa fertilité aucune donnée exacte. Nous nous contenterons de dire que, de sa nature, il est fort médiocre.

Chaque année, depuis la création de notre prairie, en automne 1880, nous avons répandu des engrais chimiques et récolté une certaine quantité de foin. Voici, résumés dans ce tableau, les poids et la nature des engrais semés :

Engrais employés à l'hectare

ANNÉES	Nitrate de soude	Superphosphate à 14°	Chlorure de potassium	PRIX DE REVIENT
En 1881	500			225 »
			150	35 »
		300		42 »
1882	140			62 30
			280	73 65
		250 (à 20°)		47 50
1883	135			51 30
			300	72 »
		400		47 60
1884	200			52 »
			300	63 »
		400		41 05
TOTAUX	1.040k	1.350k	1.030k	864 25

Voici, résumés dans le tableau ci-dessous, les prix auxquels nous avons payé les matières premières employées chaque année.

Prix par 100 Kilos

Année de l'achat	Nitrate de Soude	Superphosphate	Chlorure de potassium
1881	45 »	14 » (14°)	23 30 (80°)
1882	44 50	19 » (20°)	26 30
1883	38 »	11 90 (14°)	26 »
1884	26 »	10 25 (14°)	21 »

Ce tableau nous montre combien le prix des matières premières a baissé depuis quatre ans. Les derniers prix (1884) sont ceux payés par le Syndicat. Aujourd'hui, le prix est moins élevé encore, grâce à l'importance des commandes.

Si, maintenant, nous recherchons quelle a été la somme de matières fertilisantes répandues sur un hectare en quatre ans, nous trouvons :

	Azote nitrique	Acide phosphorique	Potasse
1.040 kil. de nitrate de soude à 15 %	156k		
1.100 » de superphosphate à 14 %........		154k	
250 » id. à 20 %........		50	
1.030 » de chlorure de potassium à 50 %..............			515k
Totaux....................	156k	204k	515k

Tel a été l'apport des matières fertilisantes sur un hectare. Voyons quelle a été la production du sol ainsi enrichi :

Foin sec récolté en 4 ans.

1881	1re Coupe	5.150k
»	2e id.	1.370
1882	1re id.	4.730

Pas de 2e coupe

1883	1re Coupe	4.150
1884	....	3.570
		18.970k

Nous voyons à l'examen de ces chiffres que le rendement diminue chaque année. Ce résultat tient à plusieurs causes :

1° A la sécheresse des années 1882-83-84, qui, tout en affectant le rendement de la 1re coupe, a supprimé la seconde végétation. Nous rappellerons que les hivers ont été secs ;

2° Au tassement successif du sol ; au début, le sol, profondément remué, fournit par capillarité l'humidité dont les plantes ont besoin, petit à petit l'eau remonte moins facilement pendant les chaleurs de l'été. Les racines ne peuvent plus s'allonger vers le sous-sol, aussi n'est-il pas étonnant que le rendement diminue. La supériorité des prairies temporaires, sur les prairies permanentes, est due principalement à l'état physique de la terre ;

3° L'abaissement tient peut-être aussi à ce que nous avons, en 1882, 83 et 84, répandu une moins grande quantité de nitrate de soude.

Quelles que soient les causes qui ont amené cet affaiblissement successif de la récolte, nous n'en devons pas moins le signaler ici. Il serait intéressant de poursuivre l'essai encore plusieurs années et voir si, par une dose plus élevée de nitrate, il serait possible de ramener le rendement à son taux primitif.

Avant que d'entrer plus avant dans cette étude, si nous recherchons le prix de revient des 1.000 kil. de fourrage, ne tenant compte que de la valeur des engrais, nous trouvons qu'il atteint le chiffre de 45 fr. 55.

Nous verrons plus loin que, par un emploi plus judicieux des matières fertilisantes, il est possible d'abaisser ce chiffre. L'expérience, d'ailleurs, prononcera.

Ce qu'il importe de connaître maintenant, c'est la proportion dans laquelle les engrais ont été utilisés pour la production du foin.

Composition du foin de la prairie Gœtz

La composition chimique de ce foin est la suivante :

Eau		15.85
Matières	Combustibles	79.62
	Cendres	4.53
	Total	100 »
Azote pour 100	à l'état normal	1.380
	à l'état sec	1.650
Cendres pour 100 A l'état sec	Parties solubles dans l'eau	2.343
	Parties insolubles dans l'eau	3.044
	Total	5.387

La composition du fourrage Gœtz peut être aussi présentée sous cette forme :

	A l'Etat normal	Après dissécation à 100°
Eau	15.85	»
Matières azotées	8.67	10.31
Matières solubles dans le sulfure de carbone (graisse, etc.)	1.50	1.79
Matières solubles dans l'alcool à 75° (sucre, etc.)	7.11	8.46
Cellulose brute	25.13	29.87
Matières minérales ou cendres	4.53	5.38
Amidon et analogues	19.80	23.53
Matières diverses non dosées	17.41	20.66
	100 »	100 »

L'analyse des cendres nous a donné les résultats suivants :

	POUR CENT :		
	De fourrage normal	De fourrage sec	De cendres
Acide phosphorique.....	0.296	0.351	6.54
Acide sulfurique (50°)...	0.059	0.071	1.32
Chlore...............	0.290	0.034	6.42
Potasse...............	0.985	1.170	21.75
Soude...............	0.058	0.063	1.30
Chaux...............	0.727	0.864	16.07
Magnésie...............	0.145	0.172	3.21
Sesquiorxyde de fer.....	0.055	0.066	1.23
Silice...............	1.088	1.282	24.03
Matières non dosées (acide carbonique, etc.)....	0.821	0.975	18.13
	4.524	5.064	100 »

Si nous voulons maintenant connaître la puissance nutritive de ce foin, qui dépend du rapport qui existe entre les matières azotées et la somme des matières grasses, sucrées et hydrocarbonées, il suffit de diviser 45.79 par 8.67, ce qui donne au quotient 5.28.

La puissance nutritive de notre foin de prairie Gœtz est donc de $\frac{1}{5.28}$

Primitivement, nous avions semé 20^k de fromental, 20^k de dactyle pelotonné, 10^k de brôme des prés, 8^k de houque laineuse, 6^k de fétuque élevée, 4^k d'avoine jaunâtre, 5^k de fléole des prés, 5^k de ray-grass.

Le foin d'aujourd'hui nous présente la composition suivante :

Fromental domine.
Dactyle, est en assez grande quantité.
Brôme des prés, a presque disparu.
Houque laineuse, est en assez grande quantité.
Fétuque élevée id.
Avoine jaunâtre id.

Fléole des prés, ne monte pas.

Ray-Grass vivace, a presque disparu.

Avec les données précédentes, il nous est possible de calculer quel a été l'épuisement du sol dû aux récoltes, de comparer les éléments fertilisants enlevés à ceux importés, de faire en un mot la statistique du sol.

Pour que cette dernière partie de notre travail fut d'une rigoureuse exactitude, il aurait fallu analyser le fourrage obtenu chaque année. Ce travail n'ayant pas été fait, nous nous servirons des données de l'analyse du foin de 1884. Si les chiffres que nous allons inscrire ne sont que des approximations, ils nous permettront cependant de nous rendre compte de l'utilisation des engrais.

Nous avons récolté jusqu'à ce jour 18.970 kilog. de foin sec. Si nous admettons que chaque année la composition des matières minérales a été celle du foin de 1884; nous trouvons que cette production fourragère a enlevé :

Acide phosphorique	56k133
Acide sulfurique	11.192
Chlore	55.013
Potasse	186.854
Soude	11.002
Chaux	137.911
Magnésie	27.506
Sesquiorxyde de fer	10.433
Silice	206.393
Matières non dosées	155.743
Total	858k180
Azote	261.786

Si nous comparons ces chiffres à ceux fournis précédemment, nous voyons que : 1° sur les 204 kilog. d'acide phosphorique assimilable que nous avons fournis au sol, 56 kilog. seulement ont été utilisés ; 2° que, sur les 515 kil. de potasse, 186 seulement ont été consommés par les récoltes ; 3° que la teneur en azote de notre production dépasse de 105 kil. la quantité que nous avons fournie au sol.

En résumé, le sol a dû s'enrichir de 148 kil. d'acide phosphorique et de 329 kil. de potasse.

Ces résultats démontrent que les quantités d'acide phosphorique et de potasse apportées ont été plus considérables que ne le demandait la production fourragère.

Nous ferons remarquer que, dans notre prairie Gœtz comme dans toutes les autres, les plantes ont su trouver une quantité d'azote plus grande que celle fournie au sol.

Après quatre années de fumure aux engrais chimiques, aux doses précédemment indiquées, la terre fine séchée à l'air a la composition suivante :

	Pour 100	A l'hectare
Azote	0k1182	4.728k
Acide phosphorique	0 2016	8.064
Chaux	20 6360	625.440
Potasse	0 1020	4.080

Si nous comparons cette composition à celle d'une bonne terre de grande culture, nous trouvons que notre sol de prairie est riche en azote, en acide phosphorique et en chaux, mais très pauvre en potasse.

Voici, en effet, la quotité d'éléments utiles que renferme une terre de bonne culture, d'après les études de M. Joulie ;

	Pour 100	A l'hectare
Azote	100g	4.000k
Acide phosphorique	100	4.000
Chaux	5.000	200.000
Potasse	250	10.000

La conclusion à tirer de cette comparaison est la suivante : qu'il nous suffit aujourd'hui d'entretenir la provision d'azote et d'acide phosphorique, et que nous devons apporter aux récoltes toute la potasse dont elles ont besoin.

Voici maintenant les chiffres fournis par l'analyse du sous-sol :

	Pour 100	A l'hectare
Azote	0k0997	3.988
Acide phosphorique	0 1794	7.056
Chaux	34 2524	1.370.096
Potasse	0 0816	3.264

Le sous-sol se présente donc d'une pauvreté plus grande encore que le sol arable; il est extrêmement calcaire. Ordinairement, dans les terres à prairies le sous-sol est plus riche en éléments minéraux que le sol; cela tient à ce que les racines des plantes consomment chaque année les minéraux des couches supérieures, sur lesquelles on ne répand jamais d'engrais, et n'atteignent pas ceux des couches profondes. Ici, le cas n'est plus le même, puisque chaque année il y a importation sur le sol arable de minéraux nouveaux.

De l'étude à laquelle nous venons de nous livrer, il résulte :

1° Que le sol sur lequel nous opérons est extrêmement calcaire (sol de Champagne) et fort pauvre en potasse, ce qu'il ne faut pas oublier;

2° Que nous avons employé en quatre ans pour une somme de 864 fr. d'engrais chimiques divers;

3° Que la récolte totale s'est élevée à 18.970 kil. avec un abaissement progressif de produit chaque année;

4° Que la diminution de produit doit être principalement dû au tassement du sol et du sous-sol, qu'il importe par conséquent de mettre ceux-ci dans un ameublissement aussi parfait que possible lors de la création de la prairie, afin de diminuer les mauvais effets du tassement;

5° Que le foin obtenu, quoique grossier en apparence et jaunâtre, n'en a pas moins une bonne qualité, ainsi que l'indique sa composition (les animaux le consomment avec plaisir);

6° Que, d'après la composition chimique du foin, l'apport en éléments minéraux a été plus considérable que ne l'exigeait la production du fourrage, qu'en somme le sol a dû s'enrichir;

7° Que les plantes, renfermant plus d'azote que les engrais en ont fourni, ont dû puiser à d'autres sources, et que si elles en ont puisé aux réserves du sol, celui-ci n'en a pas été appauvri;

8° Que, d'après le prix de revient des mille kilos de fourrage (45f 55 pour l'engrais), la production du foin Gœtz est avantageuse, même en terre sèche.

Nous ajouterons :

1° Que, d'après l'expérience que nous avons acquise depuis quatre ans, il y a lieu de modifier la composition primitive que nous avons précédemment donnée ; que nous croyons qu'il serait bon d'introduire quelques légumineuses ;

2° Qu'il faut considérer les prairies Gœtz comme prairies temporaires. On évitera ainsi les causes de dégénérescence dont nous avons parlé, et le produit, par conséquent, sera plus rémunérateur. La durée ne devrait pas dépasser quatre ans.

Par le défrichement à la fin de la quatrième récolte, on profitera de l'azote et des matières organiques dont le sol se sera enrichi ;

3° Qu'à notre avis, en présence du refus de certains sols de produire abondance de luzerne, de sainfoin et de trèfle, en présence de la cuscute dont les ravages vont toujours en s'étendant, le cultivateur a avantage à recourir, dans la plupart de ses terres, aux prairies composées, à la condition de suivre les données que nous avons fournies dans de précédents bulletins, et de ne rien négliger pour ameublir, autant que possible, sol et sous-sol. Nous avons créé un certain nombre de ces prairies artificielles qui nous ont donné satisfaction.

Tels sont les résultats obtenus en quatre ans, telle est notre opinion aujourd'hui.

VITICULTURE

Recherches sur quelques raisins de cuve cultivés au Clos Sainte-Sophie

Le clos Sainte-Sophie, commune de Montgueux, possède une soixantaine de variétés de raisins de table et de cuve, plantés depuis un grand nombre d'années. Il y a là un champ d'expériences assez vaste pour exercer l'attention d'un viticulteur praticien.

Parmi ces espèces, un certain nombre, tant par leur vigueur, leur résistance aux maladies et aux intempéries, l'abondance ou la qualité de leurs produits, méritent d'être étudiées avec soin pendant plusieurs années.

Nous, personnellement, nous sommes fixé sur la valeur de chacune des variétés de raisins de cuve que le clos possède, et nous pouvons indiquer, dès aujourd'hui, celles que nous considérons comme méritant d'être introduites dans les vignobles de notre département. Mais, pour base de notre appréciation, nous ne pouvons citer aucun chiffre précis. Nous avons donc résolu d'entreprendre et de poursuivre des essais méthodiques, tant sur le rendement en raisin et en moût à l'hectare que sur la quantité de sucre et d'acide que ce moût renferme.

Ce sont les premiers résultats de nos études que nous venons consigner ici.

Mais avant que de donner le nom de chaque cépage et de chiffrer leurs produits, nous devons dire un mot du vignoble où ils sont cultivés, afin que nos lecteurs étrangers à la localité connaissent le sol et les méthodes que nous suivons dans la culture de la vigne. Nous allons donc en donner une description aussi succincte que possible.

Le clos Sainte-Sophie, situé à une altitude de 263 mètres, est exposé au sud-est. Le sol présente une pente assez douce.

Il est de nature variée. Dans sa partie supérieure, le vignoble se compose d'argile à silex appartenant au terrain tertiaire; dans sa partie basse, il est formé par le terrain crétacé supérieur; dans sa portion médiane, il se compose du mélange en proportions variables de l'argile supérieure et du calcaire inférieur. Enfin, sur une surface restreinte, il est silico-argileux.

Les ceps sont plantés sur des lignes distantes de 1m20 en moyenne. Les souches sont à un mètre l'une de l'autre. Le nombre de pieds à l'hectare est donc de 6,890 environ.

Les lignes sont orientées du nord au sud. Les ceps, ayant une souche unique, sont palissés sur fils de fer. A chaque pied est fiché un échalas.

La taille faite en février-mars est à long bois; c'est-à-dire qu'au lieu de conserver la fructification sur un grand nombre de coursons, ainsi que le font les vignerons des environs de Troyes, nous préférons conserver tous les bourgeons sur un ou deux sarments. Ce n'est pas ici le moment d'expliquer la taille que nous suivons et les motifs qui nous l'ont fait choisir.

Les engrais employés sont des résidus d'usine (filature) mêlés de cendres de cheminée de chaudières à vapeur, de boues de curage, etc., et des engrais chimiques.

Le fumier n'est employé que lorsque l'on plante ou recouche un jeune cep. Pour la fructification, l'engrais chimique est préféré. Il est d'ailleurs beaucoup plus économique d'achat, de transport et d'emploi. Nous suivons pour cet engrais les formules de M. Joulie; nous en sommes satisfait.

Pendant l'hiver, le sol est labouré à la charrue; fin de mai, il est biné à la houe à cheval. Ce premier binage est complété par un labour superficiel, à la main, sous les ceps. Un second binage à la houe est donné fin d'août. Si le binage est suivi d'une pluie, dès que la terre est ressuyée on passe la herse.

Telles sont, d'une façon succincte, la situation du vignoble et sa conduite.

Voici maintenant le nom des variétés sur lesquelles nos essais ont porté cette année :

RAISINS ROUGES.

1°. *Cabernet sauvignon.* — Cépage du Bordelais, cultivé au Château-Laffite. Vigoureux, résistant aux intempéries et au pourridié. Raisin petit, à grains charnus, ayant un goût de fumée. Mêlé au pineau noir, donne des vins corsés, ayant un bouquet et un goût rappelant le vin de Bordeaux. Ce cépage débourre huit à dix jours plus tard que les pineaux et les gamais.

2°. *César* ou *Picarneau.* — Cépage de l'Auxerrois, qualité ordinaire, résiste aux intempéries et au pourridié.

3°. *Etraire de la Dhuys.* — Cépage de l'Isère. Très productif. Résistant aux intempéries. Raisin noir, gros et juteux. Indiqué par certains journaux agricoles comme résistant au pourridié; a succombé au mal au clos Sainte-Sophie.

4°. *Gamais de Bouze.* — Jus coloré, d'une belle couleur de vin. Cépage très productif, mais résistant mal à la coulure et au pourridié. Mérite cependant d'être essayé. Donne un vin faible en alcool.

5°. *Gamais ordinaire.* — Connu de tous les vignerons.

6°. *Gouais noir.* — Cultivé à Villery, à Villenauxe, à Bar-sur-Aube et dans les environs de Troyes. Cépage très vigoureux, résistant assez bien à la coulure. Ne craignant pas le pourridié; planté avantageusement à la place des gamais ayant succombé, résiste assez bien au mildew. Donne un vin vert ordinairement peu coloré. Dans les bonnes années, peut cependant produire 8° d'alcool.

7°. *Malbeck* ou *Cot rouge.* — Plant du Bordelais, donne d'excellents vins. Très sujet à la coulure. Résistant bien au pourridié.

8°. *Mornain noir.* — Cépage vigoureux, résistant assez bien aux intempéries, très bien au pourridié, vin assez médiocre, la maturation étant un peu difficile.

9°. *Mourastel.* — Cépage du département du Gard, d'une

vigueur extraordinaire, même en mauvais sols. Raisin volumineux, fruits peu juteux, mûrissant difficilement dans l'Aube.

10°. *Persan.* — Cépage noir du département de l'Isère, fournit les vins de Montmélian. Raisin assez gros, grume allongée en forme d'olive. Résiste assez bien au pourridié. Craint peu la gelée de printemps, débourre plus tard que les variétés de pays. Productif, raisin d'excellente qualité. Vin coloré. Mérite certainement d'être cultivé à la place du gamais.

11°. *Pineau franc.* — Connu de tous les vignerons.

12°. *Pineau teinturier.* — Cultivé spécialement aux environs d'Orléans, sous le nom de gros noir. Cépage assez vigoureux, rustique, résistant au pourridié, assez productif. Malgré la mauvaise qualité de son moût, mérite d'être cultivé en mélange avec les raisins de nos vignobles, car il donne une magnifique couleur au vin.

13°. *Pineau gris.* — Connu sous le nom de fromenté, muscadet, etc. Raisin excellent, productif, résistant à la coulure, mais pourrissant facilement. Ne craint pas le pourridié.

RAISINS BLANCS.

14°. *Arbanne.* — Cultivé autrefois aux environs de Bar-sur-Aube, abandonné maintenant comme peu productif. Cépage vigoureux, productif à la taille longue, résistant au pourridié, sujet au mildew. Avait perdu ses feuilles au 15 septembre. Raisin juteux, légèrement teinté de rose à la maturité parfaite.

15°. *Meslier.* — Connu sous les noms de françois, bernay, etc., cultivé en vignes pures à Montgueux et à Villenauxe; donne des vins blancs estimés. Assez productif, résistant aux intempéries et au pourridié.

16°. *Pineau blanc.* — Cépage cultivé en grand dans la vallée de la Loire, à Vouvray ; vigoureux, assez productif, coule quelquefois, ne semble pas craindre le pourridié.

17°. *Riesling*. — Cépage de la vallée du Rhin, plant des grands crûs de cette contrée, peu productif, raisin petit ; ne craint pas le pourridié.

18°. *Sémillon blanc*. — Cépage du Bordelais. Vigueur exceptionnelle ; production abondante, raisin de bonne qualité ayant un goût de fumée. Ne coule pas. Ne craint pas le pourridié.

Tels sont les différents cépages sur lesquels nous avons fait porter cette année nos recherches. Maintenant qu'ils sont connus de nos lecteurs, nous pouvons donner, dans le tableau ci-dessous, le rendement de chacun d'eux.

Rendement à l'hectare en kilogrammes de raisins et en hectolitres de moût.

NOMS DES VARIÉTÉS	Rendement d'un cep en kilos	Rendement d'un kilo de raisins en moût	Rendement en raisins à l'hectare en kilos	Rendement en moût à l'hectare en hectolitres
RAISINS ROUGES.				
Cabernet	2.400	592c	16.500	97
César	1.850	690	12.700	87
Etraire	4.200	722	28.900	208
Gamais de Bouze	3.200	642	22.000	141
Gamais ordinaire	3.250	692	22.300	154
Gouais noir	5.300	740	36.500	270
Malbeck	1.300	631	8.900	56
Mornain noir	3.900	710	26.800	189
Mourastel	5.100	694	35.100	243
Persan	4.100	710	28.200	200
Pineau noir	3.100	624	21.300	132
Pineau teinturier	2.450	712	16.800	119
Pineau gris	1.800	696	12.400	86
RAISINS BLANCS				
Arbanne	2.000	720	13.700	98
Meslier	2.500	670	17.200	115
Pineau blanc	1.900	691	13.000	89
Riesling	0.725	650	3.900	25
Sémillon blanc	3.100	684	21.300	145

Classement.

Raisins rouges.		
NOMS DES VARIÉTÉS	D'après le rendement en poids brut	D'après le rendement en moût
Gouais noir	36.500	270
Mourastel	35.100	243
Etraire de la Dhuys	28.900	208
Persan	28.200	200
Mornain noir	26.800	189
Gamais ordinaire	22.300	154
Gamais de Bouze	22.000	141
Pineau noir	21.300	132
Pineau teinturier	16.800	119
Cabernet sauvignon	16.500	97
César ou Picarneau	12.700	87
Pineau gris	12.400	86
Malbeck	8.900	56
Raisins blancs.		
Sémillon blanc	21.300	145
Meslier	17.200	115
Arbanne	13.700	98
Pineau blanc	13.000	89
Riesling	3.900	25

Les deux tableaux qui précèdent montrent jusqu'à l'évidence que, dans nos pays, avec une culture rationnelle et une taille bien comprise, la vigne peut, avec des variétés de raisins communs, donner des produits extrêmement abondants, et avec des variétés de choix un rendement encore très rémunérateur.

Pour les calculs qui précèdent, nous avons laissé de côté les derniers chiffres, comme n'ayant aucune valeur sérieuse.

Les rendements en kilos de raisins à l'hectare doivent être

considérés comme des maximums difficiles à dépasser. Quant au rendement en moût, ce n'est pas le maximum qu'il représente, car il est impossible, lorsque l'on opère sur une petite échelle, avec des instruments peu puissants, d'éviter des pertes et d'extraire tout le jus que l'on retirerait avec les pressoirs du vignoble. Quoi qu'il en soit, nous considérons ces résultats comme intéressants et dignes d'être mis sous les yeux des lecteurs vignerons de ce Bulletin.

La connaissance des rendements est cependant insuffisante pour se faire une juste idée de la valeur d'un cépage, il faut encore connaître la qualité de ses produits.

On sait que ce qui influe le plus sur la valeur d'un vin commun, comme ceux que nous devons nous contenter de aire dans l'Aube, c'est la proportion d'alcool et le taux d'acide. L'alcool est produit par le sucre; si donc l'on arrive à connaître la quantité de sucre que renferme un moût, on pourra se rendre compte de la valeur du vin à en provenir, au point de vue alcoolique.

On a conseillé aux vignerons de recourir pour cela à des aéromètres, tels que le densimètre, le gleucomètre, le pèse-sirop de Beaumé. Ces instruments ne peuvent pas renseigner complètement, ils ne sont qu'approximatifs. La densité d'un moût ne dépend pas, en effet, seulement du sucre qu'il renferme, mais aussi de la proportion d'acide, de sels, etc.

Les dosages chimiques, que nous consignons dans le tableau ci-dessous, à côté des chiffres donnés par le densimètre, le gleucomètre et l'aéromètre Beaumé, le prouvent suffisamment.

Tableau indiquant la valeur des moûts.

NOMS DES VARIÉTÉS	Densimètre	Gleucomètre	Beaumé	Sucre par litre de moût	Acide par litre de moût
RAISINS ROUGES.					
Cabernet........	1055	13.00	7°80	115.29	11.16
César..........	1051	11.75	7°20	108.15	14.70
Etraire.........	1038	8.75	5°50	69.18	20.36
Gamais de Bouze.	1039	8.75	5°50	70.84	11 94
Gamais ordinaire.	1047	10.75	6°80	93.33	12.66
Gouais noir......	1050	12.00	7°25	98.00	17.00
Malbeck.........	1072	16.75	9°87	147.00	12.27
Mornain noir....	1047	10.75	6°50	93.33	14.28
Mourastel.......	1041	9.00	5°60	73.50	20.82
Persan..........	1053	12.25	7°50	106.99	16.22
Pineau franc.....	1047	10.75	6°50	93.39	10.41
Pineau teinturier.	1038	8.25	5°25	39.04	12.17
Pineau gris......	1072	16.75	9°87	168.00	8.96
RAISINS BLANCS.					
Arbanne........	1038	8.75	5°50	77.50	13.97
Meslier.........	1050	12.00	7°25	101.39	16.00
Pineau blanc.....	1058	13.25	8°00	127.83	12.16
Riesling.........	1059	13.50	8°00	113.07	10.50
Sémillon blanc...	1051	11.75	7°20	106.73	11.16

Les chiffres de ce tableau nous permettent de prouver ce que nous avancions précédemment, à savoir : que s'il est utile de consulter les aéromètres, il ne faut pas cependant attacher à leurs indications une trop grande valeur.

Exemples : Le Cabernet sauvignon, qui, au gleucomètre porte 13° (réellement d'après les indications du Dr Guyot 12°), c'est-à-dire renferme 120 gr. de sucre par litre, n'en donne à l'analyse que 115 gr. — Le César, qui au gleucomètre porte 117 gr. de sucre, en renferme seulement 108.

Voici, maintenant, le classement d'après la quantité de sucre et d'après la quantité d'acide contenu dans chacun des moûts. Au point de vue du sucre, les raisins qui ont le plus de valeur sont les plus riches; au point de vue de l'acide, ce sont les plus pauvres.

Classement d'après la richesse en sucre et en acide.

NOMS DES VARIÉTÉS	Classement d'après le sucre	Classement d'après l'acide
RAISINS ROUGES.		
Pineau gris	1	1
Malbeck	2	6
Cabernet sauvignon	3	3
César ou Picarneau	4	9
Persan	5	10
Gouais noir	6	11
Pineau franc	7	2
Gamais ordinaire	8	7
Mornain noir	9	8
Mourastel	10	13
Gamais de Bouze	11	4
Etraire de la Dhuys	12	12
Pineau teinturier	13	5
RAISINS BLANCS.		
Pineau blanc	1	3
Riesling	2	1
Sémillon blanc	3	2
Meslier	4	5
Arbanne	5	4

A l'examen de ce tableau, on remarque que ce sont les plants renommés pour leurs vins, qui, dans notre département, produisent les moûts les plus riches. Il y a une exception pour le pineau franc, qui n'occupe que le 7e rang au point de vue du sucre; sa faible richesse tient à ce qu'à l'époque de nos analyses la pourriture avait fait sur cette espèce de grands ravages.

L'Arbanne n'occupe que le 5e rang parmi les raisins blancs;

céla tient évidemment au mildew, qui, au 15 septembre, l'avait dépouillé de ses feuilles.

Si, maintenant, d'après ces résultats, et nous basant sur notre expérience, nous avions à donner des conseils pour la plantation de la vigne, nous dirions à ceux qui recherchent la quantité, et qui doivent planter dans des localités peu sujettes à la gelée : cultivez le Gouais, associé au Gamais ordinaire ou au Gamais de Bouze, qui diminueront l'acidité du vin, et associez-y un peu de pineau teinturier pour avoir de la couleur.

A ceux qui veulent obtenir quantité et qualité, cultivez le pineau franc ; associez-y le persan, plant qui, grâce à son débourrage tardif, ne craint guère la gelée ; et soumettez l'un et l'autre à une culture espacée et à la taille longue, seules conditions d'une bonne production.

Enfin, à ceux qui désirent avant tout la qualité, plantez le Pineau franc, le Pineau gris, et le Cabernet sauvignon, cépage craignant peu la gelée, et conduisez-les tous à la taille longue.

ÉTUDES SUR QUELQUES FRUITS A CIDRE

De la forêt d'Othe.

Invité par un homme d'initiative et de progrès, M. Eugène Noël, de Saint-Mards, à porter notre attention sur les fruits à cidre de la forêt d'Othe, nous l'avons prié, en temps utile, de nous adresser les variétés qu'il jugerait convenable de soumettre à notre examen. C'est avec empressement qu'il nous fit remettre par M. Mathieu, du même lieu, sept variétés de poires et poirates, sept variétés de pommes, et six variétés de pommates. Que ces deux Messieurs reçoivent ici nos sincères remerciements.

Dans la forêt d'Othe, on désigne sous les noms de *poires* et de *pommes* tous les fruits que l'on peut consommer, et sous ceux de *poirates* et *pommates* tous ceux qui, provenant de sauvageon, ne sont pas mangeables, étant trop chargés d'acides ou étant trop âpres. Ceci dit, entrons maintenant dans notre sujet.

Toutes les variétés de pommes à cidre ne sont pas propres à donner un liquide ayant les qualités recherchées par les amateurs de cette boisson. Les fruits doux donnent en général un cidre fade, pauvre en tanin, et se conservant difficilement; un fruit amer fournit une boisson astringente qui s'épaissit beaucoup et, enfin, un fruit acide donne un cidre désagréable à boire, mauvais à l'estomac, et tournant facilement au noir lorsqu'il est tiré.

On ne doit cultiver que les variétés de poires et de pommes donnant un jus coloré, riche en sucre, en tanin, en mucilage, en parfum, et pauvre en acide.

« Le *sucre*, dit M. Nanot dans son livre : *La culture du pommier et la fabrication du cidre*, doit être abondant, car par la fermentation il se transforme en alcool, principe qui rend la boisson généreuse et permet sa conservation.

» Le *tanin*, substance végétale ayant une saveur âpre et astringente, joue le rôle de clarifiant et d'antiputride, et communique au liquide des propriétés toniques.

» Le *mucilage* ou *pectosine* communique au cidre de l'onctuosité et du corps, et concourt à sa conservation en empêchant l'alcool de se transformer en acide acétique. Le jus doit être *parfumé* pour que la boisson qui en résulte soit agréable au goût.

» L'*acidité* ne doit pas être prononcée, car le cidre deviendrait désagréable à boire et nuisible aux organes digestifs. »

Voici, d'après MM. de Boutteville et Hauchecorne, la composition moyenne des fruits que la pratique normande considère comme les meilleurs.

Dans 1,000 grammes de jus :

Eau	800 g.
Sucre alcoolisable	173
Acide tanique (tanin).........	5
Mucilage ou pectosine........	12
Acides libres rapportés à l'acide sulfurique monohydraté...	1 07
Autres matières.............	8 93
	1,000 00

La densité du jus variait à peu près entre 1,070 et 1,080, soit 9 à 10 degrés à l'aéromètre de Beaumé. Telle est donc la composition d'un bon fruit. C'est autour de ces chiffres que doivent osciller les éléments des pommes que l'on destine au pressoir. Avant que de donner les résultats que nous a fourni l'analyse des fruits que nous avons faite, nous croyons utile de donner ici le nom, la synonymie, et quelques renseignements sur chaque variété. Nous ne pouvons mieux faire que de les emprunter au remarquable article publié par M. Noël, de Saint-Mards, dans les *Annales de la Société Horticole*, tome V, n° 126, avril 1884.

Voici ce qu'écrit M. E. Noël :

Poires

Poirier de Malice, de Malin, petite Malice, petit Malin. — Variété ancienne, très répandue, connue et cultivée dans tout le pays d'Othe. Arbre très élevé, d'une grande et constante vigueur, d'une fertilité grande et assez régulière. Sa floraison est des plus hâtives et des plus résistantes aux intempéries.

Fruit moyen, juteux, passant et blettissant très rapidement, et demandant à être pressuré à point, mais plutôt avant qu'après le point extrême de maturité; maturité, première quinzaine de septembre, cidre de qualité très variable, quelquefois très inférieur, le plus souvent bon, et quelquefois très bon; mais toujours d'assez courte durée, fermentant et s'éclaircissant très vite. C'est le premier cidre potable, ayant toutes ses qualités un mois après sa fabrication; ce qui le rend précieux dans les années où l'on attend la récolte. C'est cette qualité du cidre jointe au grand rendement de la variété, qui justifie la grande place qu'elle occupe dans la culture. Les terrains argileux et les expositions froides lui conviennent mieux. Densité du moût : 1060, soit 8 degrés.

Poirier grosse Malice, gros Malin, Malice de Brie, Malin de Brie. — Arbre de deuxième grandeur, d'une vigueur moyenne, mais se soutenant assez mal; aussi l'emploie-t-on de préférence à la restauration des arbres déjà anciens dont on veut changer la variété. Les greffes poussent avec une grande vigueur dans les premiers temps; puis cette vigueur fait défaut dans la vieillesse de l'arbre. Cette variété, importée de la Brie, depuis longtemps déjà, n'a été propagée en grand que depuis assez peu d'années. C'est actuellement la variété de poire la plus multipliée. La floraison est de moyenne saison. La fertilité est très grande. Le fruit, gros, très âpre, blettit facilement; maturité, deuxième quinzaine de septembre. Le cidre, dur, est estimé et de durée moyenne. Densité du moût : 1060, soit 8 degrés.

Poirier Giroui, Poire Daguenelle. — Variété ancienne; assez répandue, mais cependant particulière à certaines localités. Arbre vigoureux, très élevé, pyramidal, d'une grande fertilité. Fruit moyen, blettissant assez rapidement : maturité, fin septembre; cidre léger, agréable, de peu de durée, et assez peu estimé. Densité du moût : 1058, soit 7 degrés 3/4.

Poirier Saussinet. — Variété très ancienne, connue dans

tout le pays, d'une culture assez répandue autrefois, conservée seulement dans quelques cantons. Arbre grand, élevé, assez vigoureux, très fertile. Fruit assez gros, blettissant vite, goût très musqué; maturité, fin septembre et octobre. Cidre de peu de durée, conservant l'arôme du fruit, peu estimé.

Poirier poirate Amyat, poirate a Courtin. — Variété assez répandue dans les cantons Nord-Est du département de l'Yonne, où elle paraît être née. Arbre vigoureux, mais soutenant mal cette vigueur à un âge avancé, surtout dans les terrains secs et calcaires; il est assez fertile. Fruit moyen, assez lent à blettir. Cidre clair, agréable, de longue durée et de toute première qualité. Densité du moût : 1067, soit 9 degrés.

Petite sauge rouge. — Variété ancienne non désignée, et n'est pas la même que le petit saussinet.

Poirier grosse sauge. — Variété très ancienne, très répandue et très cultivée dans le pays d'Othe; mais dont la culture diminue tous les jours et tend à disparaître, ayant perdu la plus grande partie de sa fertilité et de sa vigueur. Arbre très grand et très élevé; peu fertile. Fruit gros, très dur, âpre, ne blettissant que difficilement; maturité tardive. Cidre dur, fort, de longue garde, très estimé. Densité du moût : 1058, soit 7 degrés 3/4.

Pommes

Pommier gros Locar, Locar rouge. — Variété très ancienne, connue et cultivée dans tout le pays d'Othe, ainsi que dans une bonne partie de la France. Arbre de moyenne grandeur, à branches horizontales, mais se soutenant bien, peu touffu, de vigueur moyenne et soutenue; d'une très grande fertilité. Floraison assez hâtive. Fruit doux, acide, assez gros, parfois très gros, très juteux, à maturité successive; assez employé comme pomme à manger, étant assez bon cru et bon cuit. Le cidre, assez variable, est toujours clair, agréable, d'une plus ou moins longue garde.

Cette variété, à cause de son grand rendement, constitue, avec le *Nez-de-Chat*, le fond de toute plantation ; dans beaucoup d'endroits, elles forment à elles deux le tiers de la culture, et elles tendent plutôt à s'étendre qu'à se restreindre. Cette variété est celle qui a le plus souffert de la gelée de 1879-1880. Il existe deux autres sous-variétés de *gros Locar* : le *Locar blanc* et le *Locar vert*, qui sont d'une culture restreinte et moins avantageuse que le type. Densité du moût : 1058, soit de 7 degrés 3/4.

Pommier Vérollot. — Variété d'introduction assez récente, localisée dans les cantons d'Aix, Cerisiers, et se répandant aux environs. Arbre de grandeur moyenne, à tête arrondie ; le bois gros, court, donne à l'arbre un aspect particulier ; sa croissance est lente ; il est très fertile. Sa floraison est peut-être la plus tardive que nous ayons, ce qui le rend très propre à la culture dans les vallons exposés aux gelées printanières. Fruit moyen, doux acidulé, de bel aspect, utilisé quelquefois pour le fruitier, où sa longue maturation le fait rechercher à l'arrière saison. Cidre léger, agréable, de qualité variable. Densité du moût : 1058 : soit 7 degrés 3/4.

Pommier de vigne. — Variété très ancienne, connue dans tout le pays, d'une culture très étendue autrefois, assez restreinte aujourd'hui. Arbre grand, vigoureux, très touffu ; naturellement fertile, mais sa floraison hâtive et délicate est souvent détruite par les intempéries. Fruit moyen ou petit, doux acidulé, peu juteux ; tous les plus beaux échantillons sont toujours utilisés pour le fruitier, où ils sont très appréciés pour leur maturité des plus tardives, en mars-avril. Le cidre, clair, doux, agréable, bon, convient bien au mélange avec les pommates. Densité du moût : 1066, soit 8 degrés 3/4.

Pommier Nez-de-Chat. — Variété ancienne, connue et cultivée dans tout le pays, et s'étendant tous les jours. C'est peut-être la variété la plus constamment fertile et celle qui réunit le plus de qualités utiles. Arbre de deuxième grandeur, très touffu, à branches flexibles et retombantes, d'une bonne vigueur, bien soutenue; d'une fertilité excessive. Floraison des plus tardives. Fruit petit ou très petit, bien attaché à l'arbre, peu juteux, doux acide. Cidre d'abord épais, lent à s'éclaircir, devenant ensuite d'une belle couleur jaune ambrée, de toute première qualité et de longue garde. Dans certaines années, où les gelées printanières détruisent toute la floraison de saison, cette variété donne quelquefois seule des fruits. Les plus beaux échantillons sont choisis pour le fruitier, et, faute d'autres, ils tiennent leur place. Densité du moût : 1065, soit 8 degrés 3/4.

Pommier Nez-Plat. — Variété ancienne et connue de tout le pays, mais dont la culture restreinte est localisée, et n'est avantageuse que sur quelques plateaux en terrain un peu frais, légèrement argileux, où l'arbre conserve une vigueur suffisante. Arbre touffu, de moyenne grandeur, peu vigoureux, et d'une fertilité peu régulière. Floraison tardive. Fruit petit, juteux, doux acidulé, recherché pour le fruitier, où sa maturité, peut-être la plus tardive, le fait priser à l'arrière-saison. Cidre clair, doux, agréable, de première qualité. Densité du moût : 1063, soit 8 degrés 1/4.

Pommates

Pommier pommate du Valdreux, pommate a Bossuot. — Variété d'origine inconnue, introduite déjà anciennement au Valdreux, d'où elle s'est répandue vite dans les environs. Arbre moyen, d'une vigueur assez mal soutenue, à branches retombantes; très fertile. Floraison hâtive, mais rustique. Fruit léger, moyen ; maturité, octobre. Cidre clair, bon. Densité du moût : 1058, soit 7 degrés 3/4.

Pommier pommate de Nogent, pommate blanche, pommate jaune. — Variété d'introduction relativement récente, assez répandue sous différents noms ; dont la culture s'étend beaucoup. Arbre très grand et vigoureux, à branchage allongé, puis retombant; fertile. Floraison hâtive. Fruit assez gros, très âpre, à maturité successive, de fin septembre à novembre.

Cidre fort, dur, de longue garde, estimé et très propre aux mélanges avec les fruits doux ou acides. Densité du moût : 1060, soit 8 degrés.

Pommate du Grand-Climat. — Variété inédite nouvelle.

Pommier pommate a Ridlée. — Variété assez nouvelle, née, dit-on, dans nos bois, se répandant assez depuis une vingtaine d'années. Arbre de deuxième grandeur, de vigueur moyenne mais soutenue, à branchage horizontal et se tenant bien ; très fertile. Floraison tardive. Fruit acide, petit, bien attaché, garnissant les branches sur toute leur longueur, et donnant à l'arbre un aspect particulier. Maturité tardive. Cidre léger, clair, de qualité variable, bon en mélange de fruits âpres. Densité du moût : 1055, soit 7 degrés 1/2.

Pommier pommate a Boudon. — Variété moins prônée aujourd'hui qu'il y a vingt ans. Arbre très grand, très vigoureux dans sa jeunesse ; assez peu fertile, la floraison hâtive étant souvent détruite. Fruit moyen, légèrement âpre ; maturité très tardive. Cidre de qualité variable, toujours bon, quelquefois excellent. Dans les années favorables au développement des fruits, dans un terrain sain et bien exposé, en laissant les fruits longtemps en tas, à l'abri de la pluie, et ne les brassant qu'à une maturité très avancée, on obtient le cidre de fantaisie, léger, pétillant, mousseux, qui a fait sa réputation et justifié l'engouement pour cette variété. Mais, dans les années ordinaires, et hors des conditions citées plus haut, le cidre n'est que bon ordinaire. Densité du moût : 1064, soit 8 degrés 1/2.

Pommier pommate d'Averolles. — Variété déjà anciennement cultivée dans les environs d'Averolles, sous le nom de *Pomme rouge*. Depuis quarante ans, elle s'étend beaucoup, et paraît devoir atteindre une culture générale. Arbre de grandeur et de vigueur moyennes, à branches horizontales, se soutenant bien ; très fertile. Cependant, dans certains terrains secs ou caillouteux, la vigueur et la fertilité laissent à désirer. Floraison des plus tardives. Fruit moyen, acide, très juteux ;

maturité tardive. Cidre de toute première qualité et de garde. Densité du moût : 1064, soit 8 degrés 1/2.

Pommier amer doux. — Variété de Normandie, introduite ici depuis une quinzaine d'années, sortant des pépinières Baltet frères. Encore peu répandue, par suite du préjugé ayant cours ici, que toutes les pommes douces ne peuvent faire du cidre de garde. L'arbre, bien acclimaté, est vigoureux, assez fertile ; fruit moyen, doux amer ; maturité hâtive. Moût épais, coloré, visqueux, doux légèrement aromatisé, densité : 1068, soit 9 degrés. »

Voici maintenant la composition de ces différentes variétés :

NOMS des VARIÉTÉS	Matière sèche	Eau	Sucre	Tanin	Mucilage	Acidité	Densimètre	Pèse-moût Guyot	Beaumé
Poires									
Grosse Malice..	167.51	832.49	122.44	»	»	4.75	1063	14.25	8°50
Petite Malice...	161.86	838.14	126.40	»	»	4.39	1075	17.50	10° »
Girony........	162.78	837.22	108.88	»	»	2,54	1054	12.50	7°60
Saussinet......	158.77	811.23	106.26	traces	»	5.56	1054	12.50	7°60
Grosse sauge...	184.90	815.10	84 »	1.78	2.90	2.72	1057	13.7	8° »
Petite sauge....	205 »	795 »	84 »	3.70	2.05	1 »	1066	15.25	9° »
Courtin[1].......	»	»	»	»	»	»	»	»	»
Pommes									
Gros Locar......	163 »	837 »	130.66	traces	8.75	6.40	1063	14.25	8°50
Vérollot........	153 »	847 »	102.20	0.17	4 »	8.50	1055	13.25	8° »
Vigne.........	188.80	811.2	138.34	traces	8.60	9 »	1070	16.50	9°75
Nez-de-Chat....	183.30	816.7	130.66	traces	5.85	7.25	1065	15.25	9° »
Nez-Plat.......	188.70	811.3	196 »	traces	2.25	9.35	1071	17 »	10° »
Amer doux.....	182.49	817.51	143 »	3.60	7.28	1.92	1065	15.25	9° »
Blanc mollet....	179.51	820.49	123.78	4.20	8 »	1.23	1058	13.75	8°25
Pommates									
du Valdreux....	154.20	845.80	94 »	0.51	2.65	18 »	1060	14 »	8°10
de Nogent.....	178.50	821.50	106.80	0.51	0.80	16.75	1065	15 »	9° »
à Ridlée.......	145.10	854.90	80,54	0.86	3.25	9.35	1053	12 »	7°25
à Boudon......	150.80	849.20	112 »	0.58	2.90	11.50	1055	13.25	8° »
d'Averolle......	170.30	829.70	106.80	0.87	0.80	12.50	1058	13.75	8°25
du Grand-Climat	155 »	845 »	117.60	traces	0.85	8 »	1059	13,75	8°25

[1] N'a pu être analysée.

Si nous comparons les chiffres de ce tableau à ceux donnés précédemment pour la composition d'un bon moût de pommes à cidre, nous voyons qu'au point de vue du sucre toutes les variétés, sauf le Nez-Plat, sont moins riches. Mais il faut faire la part de la saison, qui, cette année, a été mauvaise pour les fruits.

Pour le tanin, sauf l'Amer doux et le Blanc Mollet, variétés normandes, toutes celles de la forêt d'Othe sont pauvres.

Pour le mucilage, à part les deux variétés normandes, nous n'en trouvons que deux bien constituées : la pomme de vigne et le Nez-de-Chat.

Enfin, pour l'acidité, elles sont toutes supérieures.

En résumé, d'une manière générale, on peut dire que les fruits à cidre de la forêt d'Othe sont de médiocre qualité. L'analyse du moût explique pourquoi la conservation du cidre est difficile, et pourquoi, dans les congrès pomologiques, chaque fois que les fruits à cidre de la forêt d'Othe sont présentés, ils sont considérés comme mauvais.

M. E. Noël était bien dans la vérité lorsqu'il écrivait dans le numéro des *Annales* précédemment cité :

« D'après les essais de densité qui précèdent, nos meilleurs fruits ne pourraient rendre en moyenne que 8 degrés environ, ce n'est pas beaucoup ; cependant, je ne crois pas que ce soit la seule cause de l'infériorité de nos cidres comparés à ceux de Normandie ; ces derniers ne sont peut-être pas beaucoup plus alcooliques, mais ils ont tous un arôme plus ou moins agréable qui manque aux nôtres ; ils n'ont pas non plus cet excès d'acidité qui déplaît à ceux qui n'y sont pas habitués.

Ce qui nous manque le plus, ce sont les pommes qui, pouvant fournir au cidre une moyenne de 10 degrés, soient en outre légèrement amères et aromatisées. Remplaçons donc l'excès d'acidité par un arôme agréable et l'âpreté par la douceur, et nous verrons la consommation de nos cidres se prolonger au-delà de quelques mois, comme cela a lieu dans l'état actuel, particulièrement pour la ville de Troyes. Nous savons que les consommateurs de notre région, les Troyens et les Champenois, sont friands de nos cidres, mais seulement tant qu'ils sont doux ; nous ne faisons rien pour nous conformer à leur goût, et prolonger cette douceur aussi longtemps que possible. Il nous faut pour cela, sans détruire nos meilleures variétés acides, rechercher et multiplier pour faire des mélanges, les bonnes variétés de Normandie qui, très riches en sucre, sont en même temps amères et parfumées ; comme par exemple, celles recommandées dans l'ouvrage : *Le Cidre*, de MM. Hauchecorne et de Boutteville ; surtout les variétés :

Pommier Blanc-Mollet. — Variété hâtive ; fruit doux amer, d'une densité de 1070 ou 10 degrés. Sa maturité, fin septembre, permettrait de l'associer aux poires de Malice grosses et petites.

Pommier frequin rouge. — Fruit amer, parfumé ; densité 1087, 11 degrés 1/2.

Pommier amer doux. — Fruit amer, doux, parfumé ; densité 1070, 9 degrés 1/4.

Pommier Barbarie. — Fruit doux amer, parfum très agréable ; floraison tardive ; densité 1080, 10 degrés.

Pommier Martin-Fessard. — Fruit d'une amertume prononcée, mais agréable ; densité 1075, 10 degrés 3/4.

Pommier Rouget. — Fruit doux, parfum très agréable ; 11 degrés, floraison tardive.

Pommier argile grise. — Fruit doux amer, parfumé, agréable ; 10 degrés.

Pommier Bedan. — Fruit doux amer, parfumé, excellent ; 10 degrés (la même variété citée plus haut).

Pommier Or-Milcent. — Fruit doux, parfumé, excellent ; 10 degrés.

Poirier de Souris. — Poire astringente, sucrée, parfumée ; 10 degrés.

Poirier de Navet. — Poire sucrée, astringente ; 12 degrés.

Je crois inutile de prolonger la liste des variétés recommandées dans l'excellent ouvrage que j'ai cité plus haut, et qu'il est bien regrettable de ne pas rencontrer dans toutes nos bibliothèques communales. Ce qui nous fait défaut, ce n'est pas le grand nombre de variétés, c'est au contraire un nombre restreint, mais bien choisi, de quelques variétés à fruits complets, ayant la plus haute dose de sucre possible, une légère amertume, un arôme relevé et agréable, et un jus onctueux, gras et chargé de mucilage.

Nos cidres améliorés par l'introduction et le mélange avec les nôtres de ces variétés complètes, nous pourrions augmenter de beaucoup la culture des arbres à cidre et toujours trouver le placement avantageux, soit du cidre, soit des pommes. Le cultivateur qui se plaint beaucoup, et peut-être avec raison, y trouverait un débouché avantageux. Pourquoi, dans nos localités, ne plante-t-on pas des pommiers dans toutes les terres médiocres? des bois d'une essence appropriée dans les mauvaises? réservant les bonnes seulement pour la culture des céréales. Les arbres viennent à peu près partout, sans obliger à de grandes avances de fonds et sans grands soins d'entretien; ils rapportent plus que toute autre culture. Il ne devrait pas y avoir un seul coin de terrain communal sans être planté de pommiers à cidre; c'est aux communes même que nous faisons appel pour nous aider à introduire et essayer les variétés renommées. Indépendamment du service qu'elles rendraient à la chose publique en cherchant à améliorer une culture importante, elles se créeraient pour l'avenir des ressources sur des terrains jusqu'alors improductifs.

Les prix auxquels a été vendu le cidre cette année, malgré une abondance générale tout à fait exceptionnelle, sont la preuve que le placement s'en fera toujours facilement, notamment sur les villes de Troyes, de Paris et de toute la Champagne. Et combien de consommateurs champenois, connaissant et désirant notre cidre, n'ont pu s'en procurer faute de chevaux et voitures, ou d'autres moyens de transport, ou de connaissances au pays de production! Mais que la production devienne à la fois meilleure et plus importante, et le cidre deviendra une marchandise commerciale comme le vin ; alors, au lieu d'attendre l'acheteur au pressoir, la vente du cidre pourrait se faire toute l'année comme celle du vin. »

Nous ne pouvions mieux terminer cet article qu'en citant les conseils judicieux d'un homme compétent en le matière. Espérons que les cultivateurs de la forêt d'Othe finiront par comprendre leurs véritables intérêts, et que par un choix judicieux des espèces, une fabrication soignée, ils accroîtront beaucoup le commerce des cidres, et, par là même, la richesse de leur pays.

RENDEMENT DU BLÉ DE BORDEAUX ET DU BLÉ SHERIFF

A Montgueux, en 1885.

Dans le cours de cette année 1885, nous avons voulu essayer en culture ordinaire le blé de Sheriff. Nous nous sommes donc, en 1884, procuré de la semence de cette variété, et nous en avons semé 48 ares environ.

La terre où eut lieu notre essai est silico-argileuse, située sur le sommet de la côte de Montgueux, lieu dit « La Vente. » En voici la composition, fournie par une analyse :

Analyse mécanique.

	Par 100 kil. de terre sèche	A l'hectare, dans une couche de 20 cent. d'épaisseur
Terre fine	48k 900	1.262.000k
Terre moyenne	10 700	»
Petits cailloux siliceux	12 100	»
Gros cailloux siliceux	28 300	»

Cette analyse indique un sol caillouteux : il l'est en effet, tellement que les labours profonds sont impraticables, et cependant ils seraient d'une grande utilité pour briser la couche d'argile peu épaisse qui rend le sol humide en hiver et sec en été, et peut-être ramener un peu de calcaire qui fournirait au sol la chaux qui lui est nécessaire.

Voici maintenant l'analyse physico-chimique :

Analyse physico-chimique.

	Par 100 kil.
Calcaire	0^k 996
Sable siliceux	69 426
Argile	25 672
Matière noire (cendres déduites).	0 228
Matières diverses non dosées	3 678

Nous voyons que le sol, qui est de nature assez compacte, ne doit pas sa consistance seulement à l'argile, mais probablement aussi à du sable impalpable qui, ainsi que l'a démontré M. Schlœsing, jouit de propriétés analogues à celles de l'argile. C'est donc bien un sol silico-argileux auquel nous avons à faire.

L'analyse chimique nous a fourni les résultats suivants :

Analyse chimique.

	Notre terre par 100 k.	Composition d'une bonne terre à blé
Azote	199 gr.	100 gr.
Acide phosphorique	317	100
Chaux	558	5000
Potasse	120	250

En comparant les chiffres que nous avons obtenus à ceux donnés par M. Joulie, pour une bonne terre à blé, nous voyons que notre sol est riche en azote et en acide phosphorique, mais pauvre en potasse et en chaux.

Le blé Sheriff succédait à une culture de betteraves fumées au fumier de ferme et engrais chimiques.

La culture a consisté simplement en un trait de scarificateur avant la semaille, qui eut lieu le 5 novembre.

Comme engrais, nous répandîmes 200 kil. de superphosphate à l'hectare, apportant 30 kil. d'acide phosphorique dit assimilable. Notre analyse n'étant pas terminée lorsque nous procédâmes à la semaille, nous ne connaissions pas la richesse de notre sol en acide phosphorique; notre ignorance nous fit répandre 200 kil. d'engrais que, certainement, nous aurions pu économiser. C'est ainsi que le défaut de connaissance de la *composition* chimique du sol entraîne fréquemment le cultivateur dans des dépenses d'engrais qu'il pourrait éviter.

La semaille fut faite au semoir provençal, par lignes espacées de 0m20 en moyenne.

Au printemps, au réveil de la végétation, nous fîmes répandre :

1° 150 kil. de nitrate de soude, apportant 22 kil. d'azote;

2° 110 kil. de chlorure de potassium, apportant 66 kil. de potasse.

La récolte fut faite fin de juillet. Le rendement a été de 1427 gerbes environ.

Au battage, le Sheriff a fourni 1764 kil. de blé marchand, d'un poids de 78k 5 l'hectolitre; soit, par conséquent, 22 hectolitres environ.

La dépense en engrais a été de :

17 fr. pour le superphosphate;
35 fr. 25 pour le nitrate de soude;
26 fr. 40 pour le chlorure de potassium.

Au total... 78 fr. 65 par hectare.

Si nous comptons la valeur du blé Sheriff, que tout le monde s'accorde à reconnaître inférieur à nos blés, au prix de 20 fr. seulement les 100 kil., le produit pour le grain seul a été de 352 fr. 80. Si nous en retranchons la valeur des engrais, il reste une somme de 274 fr. 15 et la paille, pour payer la location du sol, les façons, la récolte, le battage et le bénéfice du cultivateur. On voit qu'avec des engrais et une bonne espèce de blé, la culture du froment est encore productrice. Nous ferons remarquer que nous aurions pu, si nous avions connu à la semaille la composition du sol sur lequel nous opérions, économiser une somme de 17 fr., coût du superphosphate.

Enfin, nous dirons que notre blé Sheriff a été semé trop tardivement. Pour obtenir, avec cette variété, le maximum de rendement, la semaille doit en être faite dans les premiers jours d'octobre.

Blé de Bordeaux. — Le blé de Bordeaux, que nous avons cultivé sur une autre partie de nos terres à blé, nous a fourni en différentes pièces, toutes en terres très-calcaires, un rendement moyen de 2.176 kil. à l'hectare de grain marchand, pesant 80 kil. l'hectolitre ; soit, par conséquent, 27 hectolitres environ.

Nous ne pouvons, comme pour la variété précédente, fournir l'analyse du sol qui n'a pas été faite.

La semaille eut lieu au semoir provençal, par lignes distantes de 0m20, à la même époque que pour le Sheriff. — En même temps que la semence, on enterrait 200 kil. de superphosphate à l'hectare.

Au printemps, en couverture on répandit le même engrais que pour le Sheriff.

Le rendement a été de 1,652 gerbes qui rendirent au battage la quantité de grain ci-dessus indiquée.

Alors que nous cotons le blé Sherift 20 fr. seulement les 100 kil., nous devont coter le Bordeaux 22 fr. Car il y a bien un écart de 2 fr. dans la valeur respective de ces deux blés.

La valeur argent de la récolte de Bordeaux peut donc se chiffrer par une somme de 478 fr. 70, non compris la paille. Si nous déduisons 78 fr. 65 pour engrais, il reste encore une somme de 400 fr. 05.

Ce second exemple prouve une fois de plus que la culture du blé ne doit pas être abandonnée, car, tous frais déduits, avec un rendement qui n'est pas supérieur, il y a du bénéfice.

La faiblesse relative des rendements que nous avons obtenus cette année tient à plusieurs causes qu'il n'y a pas lieu d'énumérer ici. Si 27 hectolitres laissent du bénéfice, que serait-ce si nous obtenions des rendements variant entre 40 et 50 hect. par hectare?

www.ingramcontent.com/pod-product-compliance
Ingram Content Group UK Ltd.
Pitfield, Milton Keynes, MK11 3LW, UK
UKHW020348230726
13925UKWH00003B/1024

9 782014 032789